Le soin en première ligne

QUESTIONS DE SOIN

collection dirigée par

Frédéric Worms, Lazare Benaroyo, Martin Dumont, Céline Lefève, Claire Marin, Jean-Christophe Mino et Nathalie Zaccaï-Reyners

Le soin n'est pas seulement la réponse technique et éthique aux besoins de l'homme qui souffre mais, à travers des expériences, des relations et des pratiques multiples, une dimension constitutive de la vie humaine, individuelle et collective. Il fait l'objet aujourd'hui des débats les plus vifs, de la médecine jusqu'à la philosophie morale et politique en passant par les sciences humaines et sociales, la littérature et les arts. L'objet de cette collection, animée par un collectif interdisciplinaire et international, est d'en donner à comprendre, par de brefs ouvrages synthétiques, les nombreux enjeux théoriques et pratiques.

Ouvrage coordonné par
Frédéric Worms, Jean-Christophe Mino
et Martin Dumont

Le soin en première ligne

Chroniques de la pandémie

puf

ISBN : 978-2-13-082741-2
Dépôt légal : 2021, janvier

170 bis, boulevard du Montparnasse, 75014 Paris

Avant-propos

La pandémie face au soin

« Pandémie (nom, féminin) : événement total et totalisant, envahissant l'entièreté du champ de conscience et de l'ordre social, débordant la médecine pour révéler l'importance du soin tout entier, et comment il peut lui faire face et l'affronter. »

Voici l'une des définitions que l'on pourrait donner de l'épidémie liée au coronavirus. Cette définition du mot « pandémie » est bien différente de celle, plus épidémiologique, de l'OMS évoquant une épidémie présente sur plusieurs continents, telle la grippe saisonnière, de retour tous les ans.

Que dit-elle ? Que la pandémie est un fait social total, touchant à toutes les dimensions de nos vies.

Car à l'image d'une révolution politique, la pandémie Covid-19 est devenue par ses conséquences mêmes un « fait social total », pour citer Marcel Mauss. Comme un virus s'attaque au métabolisme corporel, elle a contaminé les sociétés, fragilisé les individus, heurté le quotidien, déréglé les institutions, déstabilisé les responsables politiques. En bref, elle met sous tension les groupes humains et subvertit leur fonctionnement. Système de santé, travail, enseignement, transports, subsistance matérielle, vie privée, culture, voyages, accompagnement des aînés et même de la mort en ont été bouleversés.

Mais ce n'est pas tout. Car la pandémie révèle ou confirme aussi un autre fait social total, traversant toutes les dimensions de nos vies, seul capable d'y répondre.

Ce fait ou cette dimension ou cet acte social total, c'est le soin.

Avec les soignants en première ligne. Car, face à la pandémie, le soin a immédiatement été touché. Mais il a révélé toutes ses facettes.

Lui aussi s'est trouvé mis à l'épreuve tant dans ses dimensions techniques que relationnelles, psychiques que sociales, éthiques que politiques. C'est pourquoi les contributions rassemblées ici[1] brossent

1. Ces textes ont été écrits au cœur de l'épidémie et certains ont été publiés sur le site internet des Puf sous l'égide de la collection « Questions de soin ».

ensemble un tableau qui ne se limite pas à la question du soin médical, biologique et curatif, ou même à la santé publique. Leurs auteurs, professionnels de santé, philosophes, socio-anthropologues, psychiatres et psychanalystes, s'intéressent aux différentes facettes du soin et analysent l'épidémie en ce qu'elle révèle du soin, de tout le soin.

Mais il faut aller plus loin encore, au-delà de l'image de la guerre, au-delà de la « première ligne » pourtant si éprouvante. Car il n'y a personne à « l'arrière » : tout le monde est concerné, tous les aspects du soin, toute la santé publique, tous les piliers de nos vies.

C'est ce qui a sauté aux yeux de l'équipe de la collection « Questions de soin » pendant la pandémie, c'est ce qui justifie ce volume, comme tout le travail commun antérieur, et celui qui suivra, dans la pratique, l'enseignement, la discussion, la cité et le monde.

Introduction

Le soin, oui, mais tout le soin

par Frédéric Worms[1]

S'il y a quelque chose que la pandémie révèle, et qu'il ne faudra pas oublier après elle, c'est à quel point le soin est au cœur de la vie humaine, et de la politique. Le soin, oui, mais lequel ? Eh bien, pas seulement le soin d'urgence, mobilisé pour minimiser les effets d'une crise, et d'abord le nombre de ses victimes. Il serait terrible de réduire le soin à cette dimension, certes première alors que tant d'autres se révèlent non moins urgentes dans cette urgence. Il serait terrible de masquer ou de manquer ces autres dimensions, à cause de l'urgence, et de les oublier

1. Cette introduction a d'abord ouvert la série de chroniques publiées sur le site des Puf sous le titre « *Questions de soin s'engage* » de mai à juillet 2020. Nous n'y avons rien changé. Elle garde sa fonction d'ouverture, à la fois aux enjeux de la pandémie et aux auteurs de la collection, et désormais à ce volume.

après. Ce serait d'autant plus grave que ces autres urgences du soin n'ont pas attendu l'urgence actuelle pour être réclamées et étudiées, par les soignants, les citoyens et les chercheurs de toutes disciplines, ceux qui dans un travail nécessairement collectif font déjà du soin, dans son unité, de la médecine humaine au souci du monde, l'horizon non seulement d'une urgence vitale, mais d'un progrès historique.

Mais quelles sont ces autres urgences dans l'urgence ? Eh bien, justement, l'urgence nous les révèle aussi, ne les oublions pas, ni pendant ni après elle.

La pandémie, le mot même l'indique, c'est un mal vital (et potentiellement mortel) et collectif (et potentiellement mondial), qui en appelle donc à la médecine dans l'un de ses aspects, exigeant un traitement d'urgence collectif et même en un sens de « masse » (le confinement le montre aussi). Mais qui ne ressent dès lors que le soin complet est, à côté du traitement, un soin individualisé, une relation ? C'est déjà l'autre aspect et l'autre urgence du soin, qui rejoint un aspect central de nos vies, que nous avons tous senti dans l'urgence et qui est le cœur aussi des « Questions de soin »[1] : l'aspect

1. Les titres de livres évoqués dans les lignes qui suivent sont tous parus dans la présente collection.

subjectif, individuel, relationnel, du soin. L'urgence peut modifier mais pas annuler cette exigence, qui est au cœur des travaux sur le soin depuis déjà longtemps. Même dans le soin hypertechnique de la réanimation (Jean-Christophe Mino, *Soins intensifs. La technique et l'humain*), il y a une place pour ce soin complet ; dans la maladie, même et surtout chronique, il y a une épreuve pour la subjectivité et pour les relations (Philippe Barrier, *Le patient autonome*) ; cette dimension subjective (Claire Marin, *La maladie, catastrophe intime*) est là, dans la maladie chronique, dans l'urgence extrême, dans le soin parental (Frédérique Bisiaux, *Soin maternel*, Claire Marin et Frédéric Worms (dir.), *Naître et renaître*), dans le soin psychique (Anne Guérin et Claudie Cachard (dir.), *Manuel poétique et pratique à l'usage des soignants et autres curieux*).

Mais ce que la pandémie a révélé, c'est aussi l'aspect global du soin, non seulement par son extension, dans nos sociétés et dans le monde, mais par tout ce qu'elle touche, dans tous les domaines. Le soin s'étend à tous les aspects de la vie humaine, sociale, politique. Il est une relation sociale, il est traversé d'enjeux sociaux et politiques, à tous égards (Frédéric Worms *Soin et politique*). Pourquoi Paul

Ricœur disait-il que « la souffrance est privée, la santé est publique » ? C'est qu'une politique globale du soin, une politique complète de la santé publique, serait aussi une manière d'orienter toute la politique vers la justice qu'on définira ainsi : le soin complet. Plus d'un exemple concret l'a montré dans la pandémie, confirmant aussi des travaux récents et nombreux, et qui doivent se prolonger.

La pandémie impose ainsi des priorités, des choix éthiques. Mais qui ne voit que, là aussi, elle rejoint des questions de fond de la médecine, et que la médecine et le soin ont pensé, avant même que le reste de la société se les pose aujourd'hui, face à la rareté de certaines ressources ? La pandémie est un moment de *crise*, mais pas au sens d'un événement soudain dans un ciel serein : plutôt au sens d'un pic dans une situation *chronique*, qu'il faut aussi affronter. La crise peut masquer le chronique qui seul pourtant peut éviter la crise. Et il faut aussi et il faudra continuer à le faire, pour tous les patients de tous les maux chroniques (Todd Meyers, *Chroniques de la maladie chronique*).

La pandémie révèle donc des inégalités, des fragilités, des situations de pouvoir et de possible double peine, dans les institutions mêmes de soin, par exemple en France dans les Ehpads ; elle confirme que le soin a une dimension sociale et politique, et même organisationnelle. La pandémie révèle l'interdépendance d'une société qui est une société de soin, où l'économie et la sécurité même participent du soin, et non l'inverse ; là aussi, les travaux le montraient, il faut les reprendre et les traduire dans les faits.

Enfin, la pandémie révèle non pas seulement l'importance de la science, mais d'une science qui, comme la médecine, ne progresse qu'avec le double appui de la recherche fondamentale et de l'expérience clinique. Ni déni, ni magie, elle remet le savoir et la philosophie de la vie humaine sur leur véritable terrain, avec modestie mais fermeté.

Tout cela participe du soin, dont la pandémie révèle toutes les dimensions parce qu'elle exige tous nos soins. Autour du soin vital et médical, qui lutte contre l'urgence première de la mort, il y a donc le soin individuel et relationnel, le soin social et politique, qui luttent contre tous les autres dangers non moins mortels des vies humaines.

On doit encore mettre en relief une dernière dimension, souvent oubliée mais qui est présente dans l'événement, dans l'histoire de l'humanité, et qui sera au cœur de la période à venir. C'est que le soin est aussi au cœur de la *pensée* humaine, scientifique et médicale bien sûr, mais aussi philosophique, sociologique, littéraire, et artistique en général (Céline Lefève, *Devenir médecin*). Il existe bel et bien des « classiques du soin » (F. Worms, C. Lefève et Lazare Benaroyo (dir.), *Les classiques du soin*), de grandes pensées contemporaines du soin, et il faudra préparer, avec les nouveaux enjeux et les nouvelles techniques qui surgissent, la confrontation de la médecine *de demain* et du soin (François Ansermet, *Prédire l'enfant*). Les volumes consacrés à Ricœur, Jankélévitch, Simone Weil, Winnicott, autant que les grandes anthologies des classiques ou des contemporains (Nathalie Zaccaï-Reyners, C. Lefève et Jean-Christophe Mino (dir.), *Le soin, approches contemporaines*), qui pourraient servir aussi pour l'enseignement et à tous les niveaux, le montrent déjà amplement.

C'est tout cela qui anime, depuis dix ans, l'équipe du Séminaire international d'étude sur le soin[1] et la collection « Questions de soin » publiée

1. Le *Sies*, dirigé par Claire Marin, est hebergé par le *Centre international d'étude de la philosophie française contemporaine* lui-même composante de la *République des Savoirs* (USR 3806 ENS / Collège de France / CNRS).

par les Presses Universitaires de France, avec tous ses auteurs, ses interlocuteurs et amis, à qui il faut donner la parole aujourd'hui. C'est ce qui motive également la série d'interventions publiées pour la plupart sur le site des Puf de mai à juillet 2020 sous le titre : « Questions de soin s'engage ».

Car, on le comprend aujourd'hui et il faudra s'en souvenir après, s'il faut affirmer toutes ces dimensions du soin à la fois, cela ne saurait suffire : il faut *les concilier* et les mettre en œuvre concrètement, dans des choix et un équilibre qui définissent la justice et le progrès de nos sociétés, et il faut encore en mesurer toute la place dans nos pensées, nos relations et nos vies.

Ce sont autant de jalons pour l'avenir.

Car il faut pour tout cela continuer à travailler ensemble. Le soin n'est pas la découverte d'un jour, mais la cristallisation de notre époque et son orientation possible, ce n'est pas la propriété d'une profession ni d'une doctrine, mais notre tâche commune, aujourd'hui et demain.

I – Urgence du soin

Devant la diffusion massive du virus et la décision de confiner la population mi-mars, l'incrédulité l'a disputé à la sidération. Cette réaction est classique lorsqu'une « urgence » médicale menace la vie. Mais comment caractériser ici cet état d'exception décrété en et par l'urgence ? Et comment les soignants ont-ils pratiqué et vécu cette situation ?

Le soin en première ligne

par Françoise Davoine

Il y a la clameur : les applaudissements auxquels je me suis jointe tous les soirs à 20 heures, les sirènes, les bilans sanitaires quotidiens, les annonces politiques, le scandale du manque de moyens, le flot médiatique ininterrompu d'une catastrophe internationale. Je me suis demandée si les héros que nous applaudissions ne risquaient pas de taire l'essentiel : leur expérience.

Tout mon travail de psychanalyste avec la folie et les traumas a sa source dans ce silence. Mon grand-père a été brancardier sur tous les fronts de la guerre de 14-18. Il n'a jamais parlé de son expérience et j'ai mis beaucoup de temps avant de penser aux personnes qu'il transportait sur son brancard.

C'est l'arrière-petit-fils de ce grand père, Brice Gaudillière, anesthésiste réanimateur et chercheur en immunologie à l'hôpital de Stanford en Californie, qui m'a permis, durant la pandémie, de dépasser ce silence. Il m'a mise en contact avec Franck Verdonk, un anesthésiste français effectuant une recherche dans son labo, rentré dare-dare en France au moment de la pandémie. Nous avons échangé par visio-conférence avec deux de ses collègues réanimatrices dans un hôpital parisien. L'autre arrière-petit-fils, colonel de l'armée de l'air et commandant la base aérienne d'où décollait l'opération Morphée, m'a reliée à une médecin urgentiste de la brigade des sapeurs-pompiers de Paris.

J'avais d'abord intitulé « témoignages du front » le recueil de leurs récits. Mais l'analogie directe à la guerre étant controversée, j'ai préféré lui substituer l'idée de « soins en première ligne ». Dans cet écart demeure ce qui est commun avec la guerre : l'afflux des morts et des mourants, la disparition des corps aux yeux de leurs proches, les sépultures hâtives, l'intensité du soin à la limite de la vie et de la mort et de la fatigue des soignants, toutes expériences intenses qu'ils refoulent, disent-ils, une fois le danger passé, sans pour autant l'oublier.

Le mot de refoulement implique un désir, et nous verrons à l'œuvre le désir de soigner. Mais il induit aussi une remise de l'expérience dans le passé. Or dans des moments de catastrophes, le temps vient à s'arrêter. Ainsi, pour les contemporains des guerres ou leurs descendants, certaines situations mobilisent des réactions surprenantes, où l'expérience est zappée sans s'inscrire dans le passé et revient d'un coup avec son intensité première.

Je revivais dans le présent ce qui avait animé tout mon travail pendant trente ans à l'hôpital psychiatrique, et avec Jean-Max Gaudillière, pendant quarante ans à l'EHESS, un séminaire hebdomadaire intitulé « Folie et lien social ». A mi-chemin entre les sciences humaines et la psychanalyse, nous abordions chaque année alternativement un auteur dont l'œuvre mettait en scène la folie et les catastrophes du lien social, au croisement de la petite et de la grande Histoire. Don Quichotte, par exemple. Au cours de cette recherche, nous avons remarqué que les premiers analystes de la folie dans divers pays s'étaient tous formés auprès des soldats traumatisés par la Première Guerre mondiale. En 2015, j'ai interrompu ces rencontres à la mort de Jean-Max Gaudillière. L'élan de cette réflexion a été repris par Stéphane Audoin-Rouzeau dans un nouveau séminaire intitulé « La guerre transmise ».

L'éclatement de la pandémie m'a aussitôt fait penser aux soins en première ligne, auprès des patients gravement atteints qui affluaient dans les hôpitaux. L'occasion de parler avec quelques soignants soudain mobilisés sur le front de la vie et de la mort, au-delà de leur travail habituel, s'est présentée ainsi. Il fallait la faire entendre car nous avons tous remarqué en entrant dans le confinement la difficulté de nous projeter dans le futur. Un rendez-vous avec le présent.

Une urgentiste

« D'un autre côté, ce n'est pas la guerre », me dit Anne-Lise la médecin urgentiste, que je citerai d'abord car son intervention précède l'arrivée en service de réanimation.

Anne-Lise – *Il y a deux ans, j'étais le premier médecin sur le site de l'explosion de la rue de Trévise, où deux pompiers sont morts sur le coup. Ça, ça ressemblait à la guerre, il y avait du feu, des pierres partout, des gens qui criaient, du sang, des bras arrachés... Mon image du front, c'est ça. La mort immédiate. Je ne vais pas mentir, pour les patients du coronavirus que l'on emmène en réanimation, c'est différent. Et pourtant.*

Mon travail se situe avant l'hôpital, je vais chez les gens. J'arrive chez eux en habit de cosmonaute. Il y a eu énormément d'arrêts cardiaques qui ne pouvaient pas être réanimés. La mort brutale, inattendue, qui n'a pas été comptabilisée. Les proches sidérés, paniqués, et ceux qui ne sont pas là. Ils ne s'attendent pas à l'annonce du décès. La communication est difficile, ils ne voient pas mon visage, mes mimiques, et j'ai moi-même perdu mes repères habituels. J'essaie de leur expliquer en termes non médicaux, mais ils sont tellement choqués qu'ils n'impriment pas. Le plus terrible, c'est de leur dire qu'ils ne reverront pas l'être aimé après son départ pour l'hôpital. A plus forte raison s'il est décédé. Vous imaginez comme c'était impersonnel, atroce.

La population de mon secteur est très hétéroclite, elle vient d'Afrique Noire, du Maghreb, d'Asie, de France, et de toutes les catégories sociales. Le pire, c'est la barrière de la langue, mais sans barrière, la panique est la même. Je me suis parfois fait insulter. Quand on est trop stressé, le cerveau « bugge », il y a un blackout. *Après notre intervention, ils ne se rappellent plus de nous, nous sommes anonymes, des fantômes dématérialisés, comme si nous n'existions pas. Quand j'appelle l'hôpital pour avoir des nouvelles, j'entends l'interne me dire : « Ah, vous êtes une femme ! »*

On a grandi avec la crise. Nous arrivons toujours dans des situations catastrophiques. C'était comme d'habitude et pas comme d'habitude. Au début, personne ne savait rien. J'ai appris qu'il ne fallait pas se jeter sur les gestes invasifs et faire toujours très attention pour ne pas ramener la Covid chez d'autres patients, chez les collègues – un tiers ont été touchés – ou à la maison. C'est épuisant, les gardes de 24 heures, la régulation des appels incessants au 18. Moins maintenant. Mais quand il faut le faire, tu le fais, tu réfléchis après, et tu zappes. C'est un rythme. Avec mes enfants, c'est devenu un rituel. Ils comprennent et sont très bienveillants.

À la frontière entre l'humain et l'inhumain et entre les langues, une silhouette fantomatique sauve la vie par des gestes efficaces et annonce la mort avec le verdict : « Non, vous ne le reverrez pas. » Sans son vêtement de cosmonaute, la jeune femme qui me parle par vidéo est rayonnante de vie. Elle a choisi de travailler dans cet espace particulier où la vie compte par-dessus tout, mais où, cette fois, quand elle ne peut la ranimer, les rituels et les soins du corps ont disparu dans une bâche. Elle n'attend aucun retour de reconnaissance sociale. Sinon, j'espère, celui que peut lui apporter son témoignage.

Le psychanalyste anglais Wilfred Bion a mis cinquante ans avant d'écrire *sa* guerre de 14, où il était capitaine de chars à vingt ans. Passé ses soixante-dix ans, il évoque ses compagnons morts dans l'explosion des chars, qu'il lui a été impossible d'enterrer. Et on comprend, à la lecture de ses derniers livres autobiographiques, l'énergie hors norme qu'il déployait auprès de patients condamnés par la psychiatrie, hantés par des fantômes qui demandaient justice après avoir disparu sans sépulture décente. C'est aussi mon expérience de psychanalyste.

J'ai recueilli ces témoignages de première ligne sur une limite que recouvrent déjà une baisse de la pandémie, le retour aux vacances, et une réforme indispensable du système hospitalier. Vite oubliés et inoubliables pour ceux qui les ont vécus, ils évoquent des situations extrêmes où, répétons-le, le passé perd ses repères sans pouvoir se projeter dans le futur.

Nous pénétrons cette fois dans un service de réanimation semblable à ceux où Anne-Lise adresse ses patients.

Anne-Lise – *Ce que j'ai oublié de vous dire, j'y pense à l'instant, c'est que je dis aux proches du patient : « Donnez-moi son portable et le chargeur du portable, il pourra vous appeler s'il n'est pas intubé, sinon vous appellerez dans le service pour avoir des nouvelles. »*

Le fil du téléphone relaie le souffle et la vie auprès des familles qu'appellent les réanimatrices tous les après-midis.

Deux réanimatrices

Jessica – *Au début, ce qui a compté, lorsque la crise a démarré, c'est de réaliser notre vrai rôle de médecins dans la société. Malgré la peur, il faut le dire. Je dois vous avouer que j'ai eu un peu le syndrome du sauveur : j'avais envie de sauver le maximum de personnes. Je me souviens encore de leur nom et de leur visage.*

Lucie – *Il y a aussi quelque chose de très marquant, la joie qu'on a eue de sortir les patients de la réanimation, plus que d'habitude. On se le disait entre nous : monsieur Untel est sorti, madame Unetelle va bien, contre toute attente. C'est arrivé d'un coup, beaucoup de patients graves en même temps, avec des médecins en renfort.*

J. – *La période d'attente a été la plus difficile, comme avant une bataille. J'avais très peur que nous soyons débordés, qu'il y ait beaucoup de gens dont il fallait annoncer le décès aux familles qui ne pouvaient pas les voir.*

L. – *J'en ai pleuré avant que ça commence. Je suis une toute jeune chef et je me disais : une pandémie pour commencer, je n'ai pas les épaules, je ne vais pas y arriver. On ne savait rien. Et au bout d'une semaine, le bon petit soldat, j'étais là pour ça, c'était le moment.*

Le moment où il faut être là. Le moment de donner espoir avec une conviction dont elles ne se croyaient pas capables.

J. – *Pendant les gardes, au début je faisais des cauchemars, impossible de dormir. Je n'avais pas peur pendant la journée mais la nuit, je me retrouvais malade, intubée, c'était réel, palpable. Et très bizarrement je passais de la peur à l'action : oublier, s'oublier. Personne n'a dit je laisse ma place. Avec une patiente gravissime, j'ai probablement fait un transfert, avec plus d'espoir encore d'aller jusqu'au bout des possibilités de la médecine. Aux personnes dans un coma artificiel, je disais : « Vous allez vous en sortir. » Même si nous n'en étions pas du tout sûrs. J'ai très mal vécu d'en perdre certains.*

L. – *Nous communiquions tous les après-midis avec les familles qui ne pouvaient être présentes, de façon très inhabituelle pour un service de réanimation. Elles décrochaient tout de suite. Souvent nous n'avions pas grand chose à leur dire : il ou elle est toujours vivant(e). Au bout du fil on entendait un soupir de soulagement, on entendait leur souffle au téléphone.*

J. – *Une maman nous a échappé soudainement, nous n'avons pu la garder en vie. Ses enfants contre toute attente nous ont remerciés : vous avez fait tout ce que vous avez pu. J'ai obtenu une dérogation pour qu'ils puissent venir lui dire au revoir.*

L. – *Jamais nous n'avons été autant remerciés, les familles comprenaient notre détresse.*

J. – *Nous nous sommes accrochés à cette idée qu'on ne connaissait pas cette maladie, qu'il fallait poursuivre les soins quoiqu'il arrive. Les personnes s'amélioraient d'un coup. En sortant du coma artificiel ils étaient perdus, dans une alternance d'absence et de présence où ils reconnaissaient nos voix.*

L. – *Et paradoxalement, en décalage, ils étaient tous pareils, car nous regardions leurs chiffres.*

J. – *On apprend beaucoup sur soi. Il y a des moments où il faut être là et je l'ai été, peut-être pas de façon parfaite, mais on ne sait pas de quoi on est capable jusqu'au moment où il faut y aller.*

Proximité, immédiateté, espoir, simplicité : je n'ai pas de peine à redécouvrir dans ces échanges les quatre principes de la psychothérapie de l'avant formulés par Thomas Salmon. Psychiatre à Ellis Island (New York), la porte de l'immigration aux Etats-Unis, il a été envoyé en mission en France par l'armée américaine à son entrée en guerre en 1917 afin de parer les pertes psychiques à venir. Ces trois jeunes femmes ne se contentent pas de soigner avec des intubations, des machines et autres moyens techniques. Elles font preuve d'une approche psychothérapeutique auprès des patients et de leurs proches, partagée avec les autres soignants.

Un anesthésiste

Franck Verdonk, qui a organisé la rencontre visio avec les deux réanimatrices, témoigne à son tour de sa surprise en arrivant à l'hôpital.

F. – *J'aimerais tellement que cette dynamique incroyable, quasi vocationnelle, d'aide à la population continue, même si je rêve un peu. J'ai trouvé ça beau. Bien qu'en réa, nous soyons très proches, la crise a gommé les différences statutaires. Je n'ai pas vécu la période d'attente des Parisiens, et j'avais une position un peu particulière car j'étais là pour prêter main forte à différentes unités. J'ai trouvé ce qu'on voit rarement, ce que j'ai peu croisé dans ma vie, le fait que tout le monde soit investi d'une dynamique commune positive. Chacun mettait de côté ses craintes, ses rivalités, en apportant son énergie aussi à des tâches qu'il n'avait pas l'habitude de faire. Je le répète, cette dynamique est belle.*

J'ai entendu une infirmière prononcer ce même adjectif sur une station de radio, témoignant, au-delà de l'épuisement, d'un nouveau lien social dont fait partie, bien qu'elle se dise invisible, la médecin urgentiste des pompiers.

A.-L. – *A la différence des réanimatrices, je n'ai pas reçu de gentillesse particulière. Nous sommes le maillon faible, les non-existants du système, nous ne sommes pas reconnus, alors que nous sommes en toute première ligne, dans le trajet de la maison à l'hôpital. Ce n'est pas un reproche. C'est le quotidien des médecins des pompiers, nous sommes habitués mais cette fois ça s'est accentué, il nous a fallu changer toutes nos habitudes. Quand j'ai dû me rhabiller récemment, après dix jours, en raison de la récession de l'épidémie, je me suis dit : oh non, c'est pas possible, je n'ai pas du tout envie de recommencer. Comme un petit rejet. C'est pour ça que la guerre... peut-être dans les tranchées.*

Les hommes des tranchées avaient eux aussi un look improbable et ressentaient entre eux un lien impensable par l'arrière. Fait de peur et, oui, de joies, prenant soin les uns des autres. Ce qui les a fait tenir fut aussi le *homefront*, la base arrière, solide. Exceptionnellement présent chez nos quatre témoins.

Climat d'urgence : l'État médecin et la société malade

par Jean-Christophe Mino

Avec la Covid-19, les temps anciens des épidémies sont-ils de retour ? Y sommes-nous revenus du fait de notre inconscience et de notre impréparation ? Pourtant ce virus des nouvelles routes de la soie, ce virus qui se déplace en *business class*, ce virus de l'âge de la mondialisation, ce n'est ni la peste, ni le choléra. Il n'est pas plus létal que certaines grippes, et surement moins que d'autres maladies. Pourtant comme aux temps anciens, ce virus sournoisement contagieux se répand partout. Et vite, très vite. Suivant la loi des épidémies, il tue en masse, beaucoup plus que le laissaient imaginer les bruits étouffés de ses premiers ravages, derrière les murailles de la Chine.

Alors comment aurions-nous pu savoir et nous préparer ? Oui comment ? Nous, qui avons été pris par surprise. Nous, surpris par l'imprévisible dont notre science était, semble-t-il, venu à bout. Nous, qui voulons maintenant savoir *a posteriori* comment se fait-il que nous n'ayons pas pu *a priori* voir l'inattendu. Autant que prévoir *a posteriori*, peut-être faudrait-il d'abord commencer par chercher des mots à mettre sur l'inédit que nous venons de vivre. Comprendre l'état d'exception où nous avons été plongés avec ce confinement, comprendre cet « Etat d'urgence », et surtout ce *climat d'urgence* que nous avons vécu au printemps 2020.

L'urgence sanitaire a dicté notre politique, la vie du pays s'est arrêtée devant l'urgence, l'urgence a pris le contrôle de notre Etat, et elle a instauré un climat. Qu'est-ce à dire ? Quel est ce climat d'urgence ?

Climat d'urgence = climat médical. Avec l'épidémie, l'Etat a revêtu les habits du médecin. L'Etat médecin a traité la société malade, infectée par le virus. En urgence. Cette métaphore certes il faut la prendre comme telle. C'est une image. Mais peut-être une image nous permet-elle de mieux nous représenter, mieux comprendre ce que nous avons vécu. La société a été soumise à un traitement radical. Les contraintes des décisions gouvernementales,

les logiques de l'action publique ont été dictées par une lutte médicale. Le but avoué était d'éradiquer un virus, de guérir la société d'une épidémie. La situation d'urgence a été entièrement dévolue à la lutte médicale qui la dominait sans partage.

Climat d'urgence = climat curatif (hyper)technique. Cette réponse sanitaire a nécessité de mobiliser toutes les ressources techniques de la médecine. Ainsi ont associées : des mesures de prévention/précaution ; un recours aux médecins généralistes et aux infirmières pour le diagnostic, les soins et l'orientation des patients ; l'hospitalisation des cas les plus graves et, si nécessaire pour les détresses vitales, la mobilisation des moyens de réanimation. Ces moyens il a fallu les renforcer comme cela n'avait jamais été fait jusqu'alors pour affronter un nombre exponentiel de cas. Dans un tel contexte, même les mesures dites « préventives » (gestes barrière, confinement, *testing*, surveillance, isolement, dépistage, désinfection) avaient la visée curative de guérir la société de l'épidémie.

Climat d'urgence = climat de précipitation. Mi-mars, en seulement trois jours, la décision de fermer les écoles, puis les restaurants, puis de confiner la population et de renforcer les moyens hospitaliers a été prise précipitamment, sans le temps de la préparation ; et ce après la communication au gouvernement de modélisations mathématiques prédisant l'atteinte possible de plusieurs dizaines de millions de personnes et jusqu'à plusieurs centaines de milliers de morts. La soudaineté a fait que la réponse à la Covid-19 a été déployée sans n'avoir été ni prévue, ni organisée, du fait de la rapidité, de l'extrême rapidité de la diffusion de ce virus.

Climat d'urgence = climat neutralisant tout choix. L'urgence c'est l'absolue nécessité des moyens à mettre à œuvre, sans même avoir eu le temps de vraiment y réfléchir. La décision du confinement a été commentée comme un choix politique en faveur de la santé *versus* l'économie. Mais c'est plutôt un non-choix, une obligation face à une grave menace à l'ordre public : le spectre de dizaines de milliers de morts en quelques semaines. Ici c'est la sécurité qui a primé face à la liberté (dont la liberté économique). « L'état d'urgence », édicté au nom de la protection de la vie, est d'ailleurs le régime juridique sous lequel nous avons vécu cette période.

Climat d'urgence = climat d'incertitude. Du 17 mars au 10 mai 2020, l'urgence a donc été comme on dit en médecine, *vitale*, ou plutôt mortelle. En médecine, « l'urgence vitale » exige une lutte acharnée, pied à pied, ayant pour visée principale d'écarter ou, au moins, de repousser la maladie et la mort. La situation d'urgence met l'accent sur l'incertitude et l'inconnu, devant lesquels on reconnait que seuls les médecins savent quoi faire, même si eux-mêmes peuvent être incertains, s'ajuster à la situation au jour le jour, et ne pas toujours savoir exactement quoi faire. Néanmoins, il faut faire quelque chose et, dans l'incertitude, le politique a donc dû s'incliner devant la logique médicale.

Climat d'urgence = climat anxiogène. Nous n'étions pas en guerre, et ce même si la métaphore martiale est habituelle en médecine. Nous étions soumis à un « état d'urgence sanitaire » que le politique a associé rhétoriquement à une guerre afin de faire prendre conscience de la gravité de la situation. La communication de crise a dicté ce terme électrochoc afin de faire appliquer par la population des mesures exceptionnelles. Comme la peur a été instillée par certains intervenants dans les médias, avec plus ou moins de doigté. Ainsi on a gouverné par la peur pour éviter des morts, on a interviewé des réanimateurs, on a montré des personnes intubées, sédatées en réanimation pour dissuader les citoyens de sortir. On a compté les patients en réanimation, annoncé tous les soirs le chiffre des morts et ainsi fait comprendre l'absolue nécessité des décisions publiques.

Climat d'urgence = climat de mobilisation générale. L'urgence, c'est l'engagement total et improvisé du système de soins, de l'État. C'est demander un effort exceptionnel à toute la population et au système économique, au profit de la lutte contre l'épidémie. Le terme de « guerre » visait justement à faire comprendre la gravité de la situation, à sonner la mobilisation générale et à justifier ces mesures politiques et sociales extraordinaires. L'urgence, c'est l'importance sans commune mesure de la réponse apportée, « quoiqu'il en coûte ».

Climat d'urgence = climat de rétrécissement du temps. En médecine, une fois une situation définie comme relevant d'une urgence vitale, la préoccupation est ramenée par l'incertitude à l'évolution immédiate de cette grave menace. Ainsi le rapport au temps est focalisé sur l'extrême court terme, mieux il a tendance à se fixer sur l'immédiat : l'idée de temporalité tend à disparaître, au profit de l'instant envahissant la totalité du champ de conscience. Lors du confinement, l'horizon temporel était le jour suivant, au plus loin la fin de semaine. Ce cadre temporel de l'urgence, la succession des décisions et des annonces, l'intensité des techniques et des moyens médicaux engagés, l'incertitude des résultats (on ne sait pas comment la maladie/l'épidémie va réagir aux mesures prises) ne laissaient pas la possibilité de s'installer dans une quelconque durée.

Climat d'urgence = climat médiatique. L'objet des médias, c'est l'évènement, surtout pour les médias dominants : télévision, chaînes d'information en continue, sites internet et réseaux sociaux. L'évènement est un pic et le pic épidémique était ici l'évènement attendu. Ainsi l'épidémie est devenue pendant ces semaines l'évènement absolu, omniprésent, totalisant, envahissant. Nous avons suivi sur nos écrans jour par jour, quasiment heure par heure, l'évolution du nombre de cas, les hospitalisations et les transferts en réanimation, les décès. À chaque moment arrivaient de nouvelles informations, des déclarations, des décisions qui pouvaient changer de jour en jour. Par l'urgence, il y a là une mise en forme d'un rapport « instantané » au temps, une succession hachée de multiples instants, qui épouse parfaitement le temps médiatique de « l'actu ».

Climat d'urgence = climat transitoire. Outre son effet anxiogène, pour toutes ces raisons le climat d'urgence est sidérant. Il bouscule notre capacité à penser car tous ces instants fragmentés ne peuvent pas se déployer sous la forme d'une plage de temps continue. Le climat d'urgence se caractérise par un rapport au temps haché, marqué par l'immédiateté qui empêche de se poser certaines questions, de comparer les bénéfices futurs aux sacrifices actuels, de relativiser les interventions par rapport à leurs chances de réussite, de peser le poids des risques et celui des espoirs. Face à la vague, nous n'avons pas de recul suffisant. Il est très difficile, au-delà d'ici et maintenant d'ouvrir le futur, de réinterroger le sens de certaines décisions, de décrypter les enjeux que l'épidémie révèle, afin d'investir différemment le présent. Aujourd'hui nous pouvons et devons le faire.

Post-scriptum. Climat d'urgence = survivre ou mourir. Le dimanche 10 mai 2020 au soir, le site internet du journal *Le Monde* écrivait : « Le confinement drastique et inédit d'une bonne partie de la population a porté ses fruits, avec un bilan quotidien des décès retombé dimanche soir à 70 morts, son plus bas niveau depuis la mise sous cloche du pays, le 17 mars. » Pour reprendre une expression des réanimateurs quand un patient menacé par un risque vital est hors de danger : le pays avait « passé un cap ».

Plaidoyer pour un apprentissage de la délibération dans les établissements de soin

par Donatien Mallet

Dans le champ du soin, l'épidémie de la Covid-19 agit comme un révélateur mettant en lumière la résistance des individus, des équipes soignantes, des coordinations sanitaires ou médico-sociales, mais aussi leurs fragilités et leurs limites.

Une lutte efficace par l'application d'un système monopolistique et hiérarchique

Brutalement, le 17 mars 2020, notre pays s'est unifié autour d'une seule valeur, la protection de la vie biologique de chaque citoyen. Pour réaliser cet objectif, l'État s'est appuyé sur un Conseil scientifique et a rédigé de nombreuses recommandations qu'il s'agit d'appliquer dans tous les lieux de soin. Ces recommandations concernent les domaines biomédicaux et organisationnels. Le champ légal est mis transitoirement de côté par le vote de l'« état d'urgence ». Quant aux aspects financiers, ils sont occultés car le président de la République a d'emblée dit que « l'Etat paiera » « quoi qu'il en coûte ». La mise en œuvre de cette stratégie, qualifiée de « doctrine nationale », s'est faite par l'exercice d'un pouvoir exercé de manière descendante, utilisant en relais les Agences régionales de santé (ARS).

Ce système monopolistique, normatif et pyramidal s'est révélé extrêmement efficace. Il permit de lutter avec force contre la diffusion de l'épidémie et la saturation probable des services de réanimation et de médecine. De plus, ce cadre national a joué un rôle sécurisant, permettant aux citoyens de s'appuyer collectivement sur des règles à appliquer. Il atténuait l'angoisse, délimitait à chacun un spectre limité de responsabilité, entravait des initiatives potentiellement délétères et assurait une sécurité financière.

Quelques limites d'un système normatif et pyramidal

En réalité, cette présentation est trop simpliste et les faits sont plus complexes. L'adaptation du système de santé à l'épidémie est également imputable aux nombreuses initiatives locales.

Dans le chaos de la clinique, ce furent d'abord les relations humaines et la créativité des professionnels qui constituèrent la première réaction efficace. La création de cellules de crise dans les établissements de santé a permis de coordonner ces dynamiques émanant « du terrain ». Ces cellules – regroupant des médecins, des hygiénistes, des infectiologues, des responsables administratifs – ont constitué une véritable autorité collégiale collectivement reconnue. Elles ont permis d'expérimenter une véritable délibération collective, ouverte, pragmatique et adaptative, qui a transcendé les traditionnelles oppositions fonctionnelles entre soignants et direction.

Cette importance des recommandations nationales est aussi à atténuer car elles sont devenues si nombreuses et évolutives que peu d'acteurs les lisaient. L'excès de réglementations engendrait le retour d'une forme de distanciation, voire d'une indifférence : les professionnels ont moins prêté attention aux multiples directives émanant des différentes instances supposées les encadrer ou les aider.

De plus, les recommandations énonçaient des consignes qu'il était parfois impossible d'appliquer lorsqu'elles concernaient, par exemple, les masques ou les tests de dépistage. Il en a été de même lorsque les protocoles exigeaient des soignants travaillant dans des Établissements d'hébergement pour des personnes âgées dépendantes (Ehpad) de se vêtir de manière adaptée, alors qu'ils n'avaient jamais reçu de formation pour ce faire ou que, compte tenu des nombreux arrêts de travail, le personnel était composé d'intérimaires. Là encore, ce ne sont point les recommandations nationales qui ont été déterminantes mais plutôt la capacité des responsables locaux à s'adapter pragmatiquement à un contexte.

L'autre difficulté d'un système reposant sur des injonctions hiérarchiques est qu'il n'est pas porteur en lui-même de sens pour le soignant. En effet, appliquer une recommandation ne donne pas en soi de signification au soin. Bien au contraire, cela stérilise la recherche d'un sens en donnant l'illusion de limiter le soin à l'application d'une norme. Cela induit un désengagement du professionnel de santé, heureusement tempéré par la rencontre avec une personne vulnérable.

Plus encore, ce système de recommandations nationales est traditionnellement corrélé à des évaluations et des sanctions. Cela induit une forme de régression psychique où soignants et administratifs sont dans la crainte d'un contrôle, présent ou à venir. Dans le contexte de l'épidémie, cette peur est apparue délétère. Ainsi, sur certains territoires, des équipes de gériatrie et de soins palliatifs se sont associées pour proposer leur aide aux Ehpads. Mais, certains responsables des Ehpads ont refusé de faire appel à ces équipes car ils craignaient qu'elles soient mandatées par l'ARS afin d'évaluer, sinon sanctionner, leur capacité à mettre en œuvre les procédures nationales.

Ce système normatif et pyramidal présente également des travers éthiques. Il ne permet pas de tenir compte de la singularité des situations, il minimise les conflits de « valeurs », induit une déresponsabilisation des acteurs. Ainsi, en valorisant de manière exclusive la vie biologique des citoyens, on a occulté les besoins relationnels des personnes âgées, engendrant chez certains d'entre eux une lassitude de vie ou de de la désespérance. Les soignants étaient témoins de cette déperdition de vie. Mais la force de l'injonction nationale était telle qu'ils ont été bloqués dans cette tension éthique entre préserver la vie biologique et soutenir la vie relationnelle.

Cette crainte de la hiérarchie et cette entrave au déploiement de sa propre responsabilité se sont d'autant plus exacerbés qu'il existe une menace, réelle ou fictive, de poursuite juridique. Les directeurs des Ehpads étaient ainsi pris entre la crainte de plaintes – car les consignes d'isolement sanitaire n'étaient pas assez respectées, compte tenu notamment de la présence de patients « déambulants » –, et de possibles accusations pour entrave à la liberté des résidents. De manière ubuesque, il a fallu une nouvelle recommandation nationale pour envisager la possible dérogation locale à la règle.

En s'appuyant sur cette analyse des forces et des limites d'un système normatif et pyramidal, est-il possible de dégager quelques pistes pour l'avenir ?

Trois repères pour favoriser l'apprentissage de la délibération

– *L'apprentissage de la délibération*

Une première piste est de favoriser, au sein des établissements, l'apprentissage d'une délibération qui articule l'attention à la singularité d'une situation, la prise en compte de recommandations – qu'elles soient scientifiques, organisationnelles, disciplinaires ou morales – et la réflexion sur les concepts mobilisés. Dans cette perspective, le processus décisionnel ne se limite pas à l'application de règles déontologiques ; pour autant, il ne nie pas la valeur de la norme.

– *La reconnaissance des tensions éthiques*

Le second axe est de contribuer à la reconnaissance des tensions éthiques inhérentes au soin. Nous l'avons vu, la valorisation d'une seule « valeur », la vie biologique, peut être justifiée sur le court terme mais se révèle délétère au fil du temps car la vie sans relation n'est ni tenable, ni sensée. De même, la mise en avant de l'autodétermination comme instance souveraine touche à des limites. La métaphore du masque en est une illustration. À quoi sert un masque chirurgical ? Pas tant à protéger celui qui le porte que plutôt la personne qu'il rencontre. Ainsi, dans un cruel renversement, l'épidémie de la Covid vient mettre en évidence que chaque personne est potentiellement un agresseur pour autrui. L'hégémonie du « Je » peut être un danger pour autrui – c'est-à-dire le « Tu » de la proximité, surtout s'il est fragile ou vulnérable –, voire l'ensemble des « Il(s) » que le « Je » côtoie.

– La construction de choix priorisés et d'un rapport aux limites.

Le troisième axe est l'intégration des limites. En effet, dans une forme d'*hubrys* pleinement justifiée par l'épidémie de la Covid, nous avons reculé les limites de capacité d'hospitalisation, d'engagement des soignants, de réorganisation collective, de finances disponibles. Une fois passé ce temps de la démesure, n'est-il pas souhaitable de reconstruire un rapport aux limites ?

Plus profondément, l'épidémie de la Covid ne nous conduit-elle pas à questionner ce que nous avions préalablement identifié comme priorité ? Quelle visée du soin priorisons-nous ? Un accroissement incessant de la durée de notre vie ? Une pleine maîtrise de notre corporéité selon nos désirs ou volontés ? La recherche d'une meilleure qualité de la vie ? Une sécurisation de nos parcours de soins avec l'assurance d'une présence bienveillante à nos côtés, qu'elle que soit notre dépendance ?

Ouvrir ces questions implique de construire un débat, mature et publique, dans lequel on s'évertue à définir des priorités tenables. Car tout n'est pas possible. L'épidémie l'a révélé cruellement : la rançon du « vivre plus » a été de « mourir seul » ; en voulant protéger nos aînés, nous recevons en héritage la dette de les avoir mal accompagnés.

*

Que souhaitons-nous ? Si la quantité de vie et l'autodétermination de chaque citoyen ont été des déterminants majeurs de l'éthique du XXe siècle, l'adage formulé par Paul Valéry – « Le temps du monde fini commence » – ne devrait-il pas devenir l'un des piliers de l'éthique du XXIe siècle ? L'épidémie de la Covid-19 serait-elle une opportunité d'advenue d'une équité solidaire dans un monde reconnu comme collectif, commun et limité ?

II – Le lien du soin

Des hôpitaux n'accueillant plus les patients pour se consacrer aux victimes de la Covid ; des professionnels les approchant protégés de la tête aux pieds ; des personnes malades chroniques soignées seulement virtuellement, par téléconsultation. Cette absence de contact physique imposée pendant le confinement révèle-t-elle la nature du lien dans le soin ?

Noli me tangere ! Proximité, soin, coronavirus

par Jean-Christophe Weber

Tout bien considéré, les soignants sont plutôt maladroits à endosser le costume des héros. Comme dans le sketch de Fernand Raynaud, qui mérite d'être réécouté à la lumière de l'actualité, les camarades ne manquent pas de relever qu'il « y a comme un défaut[1] » : il faut mal se tenir pour que le costume tombe bien. C'est que l'éthique de la pratique soignante est taillée dans une autre étoffe.

Lorsqu'on a le loisir de la réflexion, il est utile de se pencher sur les différents courants en concurrence, sur les détails de leur mise en œuvre et la légitimité de leurs présupposés. Mais que survienne une crise de grande ampleur comme celle inaugurée

1. F. Raynaud, « Y'a comme un défaut », 1966.

par la pandémie liée au coronavirus, et aussitôt la trame du système se révèle au grand jour. Elle sert alors aussi de fonds où puiser les maximes les plus appropriées à la situation, malgré le caractère extrême et déroutant de celle-ci. Les routines ont été bousculées, des manières de faire nouvelles ont été bricolées, mais cette créativité a pu s'appuyer sur un patron de travail dont on peut relever quelques caractéristiques saillantes, avant que tout ne soit à nouveau recouvert par de nouvelles couches.

Il n'est pas surprenant qu'on retrouve ce qui a déjà été constaté dans d'autres contextes, notamment dans la traversée de catastrophes comme la guerre ou la folie[1], c'est-à-dire les traits les plus remarquables de l'attitude fondamentale du thérapeute : la proximité, l'immédiateté, la simplicité et l'attente accueillante. « La proximité ouvre un nouvel espace de fiabilité face au chaos », l'immédiateté instaure « une temporalité vivante au contact de l'urgence », l'*expectancy* « construit l'accueil au retour de l'enfer » et la simplicité est la « nécessité d'en faire état sans jargon[2] ».

1. F. Davoine et J.-M. Gaudillière, *Histoire et Trauma. La folie des guerres*, Paris, Stock, 2006.
2. *Ibid.*, p. 200.

Lorsqu'il s'agit, auprès des malades les plus sévèrement atteints par la Covid-19, de combattre vigoureusement des forces négatives et terrassantes (insuffisance respiratoire à la phase initiale, puis affaiblissement général au sortir de la réanimation) et d'insuffler du vital (depuis l'oxygène jusqu'aux paroles de réconfort), les soignants montrent quelle énergie ils déploient, en-deçà des artifices techniques utilisés, pour soutenir les patients dans un combat qu'ils ne peuvent plus – pour un temps circonscrit mais dont la durée n'est pas connue à l'avance – mener seuls.

Ce qui échappe aux feux des projecteurs, c'est que ces mêmes lignes de force innervent la pratique quotidienne des soignants qui entourent les malades hospitalisés : leur dénuement physique ou psychique porte infirmières, aides-soignantes et médecins à s'acquitter de « la tâche, peut-être désespérée, d'avoir à soutenir les individus en situation de détresse dans leur lutte anxieuse pour une guérison aléatoire[1] ».

Attardons-nous sur la proximité. Dans la catastrophe, celle du soignant ne saurait rester

1. G. Canguilhem, « Une pédagogie de la guérison est-elle possible ? » (1978), in *Écrits sur la médecine*, Paris, Seuil, « Champ freudien », 2002, p. 69-99.

intellectuelle ou affective. Elle est avant tout physique, elle requiert l'être-là de la présence effective et nécessite même l'engagement du corps au contact du corps malade dans des actes secourables d'importance vitale. Ici, le terme de « prise en charge », si décrié aujourd'hui, est à prendre à la lettre : les soignants se chargent des besoins corporels les plus élémentaires du malade. Et si cette proximité, immédiate car vitale, peut faire craindre une mainmise sur l'autre démuni, les soignants ont la pratique de cette familiarité teintée de désintéressement qui est décrochée d'un vouloir-saisir : autrement dit, ils pratiquent un principe de délicatesse.

C'est le malade en lutte qui figure le véritable héros au combat, le soignant pouvant être représenté comme l'écuyer qui l'assiste, le relève, mais le laisse aussi, d'une certaine manière, être seul. La proximité n'enferme pas l'autre, même quand tout semble l'y autoriser. L'expérience de solitude radicale que vit le grand malade n'est pas annulée par la proximité immédiate du soignant. Tout au plus est-elle rendue plus vivable, et ce n'est pas rien.

Le grand malade somatique exemplifie dans sa chair ce que signifie d'être à vif. Le simple toucher doit donc être délicat, mais tout à la fois le soignant est au feu. Et s'il y a du courage dans l'être-là, c'est avant tout le courage du malade que le soignant soutient et assiste de sa présence. Plutôt qu'altruiste, c'est une éthique de fidélité à la situation qui est requise[1]. On notera en passant que c'est la répétition de ces actes qui forge des dispositions durables. Si la question de l'amour soignant est parfois évoquée à propos de leur dévouement fidèle, il s'agit, pour reprendre les mots de Kant, d'un amour pratique – et non pathologique –, le seul qui puisse être commandé[2].

L'épidémie virale a imposé des restrictions à la proximité corporelle, pour limiter le risque d'être contaminé. Les soignants se sont équipés de masques, de blouses, de lunettes, parfois de gants. Mais il ne faut pas oublier que ces interpositions d'artifices ont pour but de permettre la proximité la plus grande avec le corps du malade, et non d'accroître la distance avec lui.

Dès qu'on s'éloigne un peu de la ligne ardente des enjeux de survie immédiate, c'est un tout autre

1. Seule éthique qui tienne pour la médecine, selon A. Badiou : voir *L'Éthique. Essai sur la conscience du mal*, Paris, Hatier, 1998.

2. E. Kant, *Fondements de la métaphysique des mœurs* (1785), trad. V. Delbos, Paris, Delagrave, 1977.

spectacle qui est orchestré, dont on ne voit pas encore clairement le dénouement. Que ce soit dans certains services hospitaliers ou dans des Ehpads, ce qui prévaut est la mise à distance, et non la proximité. Le risque de contagion a été brandi comme motif légitime pour imposer gestes-barrières et autres mesures de « distanciation » (qu'elle soit dite « sociale » ou « physique » ne change rien à l'affaire), sans estimation fine des risques réellement encourus.

Bien après que ces risques ont pu être annihilés par les artifices protecteurs enfin rendus disponibles, cette mise à distance a perduré, sans considération réelle des conséquences délétères que provoque la mise à l'isolement. L'épidémie a servi de prétexte – fallacieux, dans une multitude de situations concrètes – pour des comportements aux antipodes de la proximité que requiert tout soin digne de ce nom : visites interdites, téléconsultations, activités suspendues… La consigne diffusée par la plupart des hôpitaux à destination des « autres malades » (non infectés) : ne venez pas ! restez chez vous ! Il y a donc eu des décès hospitaliers dans la solitude, et au reste, il y a encore trop de personnes qui se meurent de solitude imposée, en dépit du reflux de l'épidémie. Il est piquant de constater que c'est la pression économique qui accélère le retour au *business as usual*, au lieu de jugements sagaces sur l'action soignante à partir de son noyau dur. On s'entassera probablement dans des avions avant que nos aînés ne puissent être embrassés.

La pandémie aura été un véritable banc d'essai pour tester nos capacités à agir dans des zones incertaines, autrement dit notre sagacité pratique (la *phronēsis* si bien dépeinte par Aristote[1]), la disposition qui permet à tout moment de juger de l'action à entreprendre dans des situations instables, où la règle générale habituelle a perdu sa pertinence[2]. Vertu par excellence de tous ceux qui sont engagés dans une pratique, cette sagacité pratique aura trouvé ici ou là des occasions de se renforcer, mais dans bien d'autres cas, elle n'a fait qu'exhiber son indigence. Dressés par deux décennies de soumission servile aux protocoles, contraints à se défaire de tout sens pratique au profit des préconisations d'experts, nombre de responsables de l'organisation des soins ont plié sans ciller sous l'avalanche

1. Aristote, *Éthique à Nicomaque*, trad. R. Bodéüs, Paris, Garnier-Flammarion, 2004.

2. J.-C. Weber, *La Consultation*, Paris, Puf, « Questions de soin », 2017.

des recommandations, pour imposer des mesures dépourvues de l'humanité la plus ordinaire[1].

« *Noli me tangere* » : ainsi ont été transmis, par l'art pictural, les mots que la tradition chrétienne met dans la bouche du Christ ressuscité qui apparaît sous les traits d'un jardinier à Marie-Madeleine, celle qui était éperdue d'amour[2]. Ne me touche pas ! Garde tes distances ! Doit-on y voir les prémices d'une distanciation divinement commandée ? Mais le même Christ ressuscité proposera à Thomas l'incrédule de toucher ses plaies de crucifié. N'aie pas peur de me toucher ! Prises ensemble, ces évocations fabuleuses font sens pour notre réflexion : être proche, c'est être au contact, toucher et se laisser toucher, mais c'est aussi ne pas capturer l'autre dans une emprise, fût-elle désirante. Si cette retenue mérite d'être mise en avant pour tempérer le zèle à faire du bien[3], elle ne vaut que pour celui qui s'est assez approché.

1. M. Spranzi, « Humanité et maltraitance ordinaire : leçons de quelques lettres de plainte de patients hospitalisés », *in* C. Crignon-De Oliveira et M. Gaille (dir.), *Qu'est-ce qu'un bon patient ? Qu'est-ce qu'un bon médecin ?*, Paris, Seli Arslan, 2010, p. 284-299.

2. On doit à Jean-Luc Nancy de très belles pages sur ce thème : voir *Noli me tangere*, Paris, Bayard, 2003.

3. A. Fagot-Largeault, *Leçon inaugurale. Chaire de philosophie des sciences biologiques et médicales du Collège de France*, Paris, Collège de France, 2001.

Les artifices de protection avaient pour finalité de permettre la plus grande proximité possible avec ceux qui ont un besoin vital de présence. Vont-ils devenir le blason du détachement, premier emblème visible du monde d'après ?

Psychiatrie : maintenir le soin dans la pandémie

par Marion Hendrickx

Réorganisations dans l'urgence des services, attente entre fébrilité et impuissance, expérience du travail à distance… Nous avons interrogé Marion Hendrickx, psychiatre à l'hôpital Saint-Vincent-de-Paul à Lille (service de psychiatrie adulte), sur les différentes manières dont le soin a pu être affecté par la crise traversée ces derniers mois et encore aujourd'hui. Quels aménagements ont dû être prévus pour maintenir la priorité d'un soin même minimal ? Quelles opportunités et quels risques ces aménagements peuvent-ils provoquer ? Quelles failles révèlent-ils ?

Propos recueillis par Martin Dumont

Comment l'expérience de la crise de la Covid-19 a-t-elle été vécue dans un service hospitalier de psychiatrie ? Quelles réorganisations du service ont été rendues nécessaires ?

Notre équipe a dû s'organiser très vite, en moins d'une semaine. Notre particularité est d'être implantés au sein d'un hôpital général privé à but non lucratif, qui allait donc accueillir des patients Covid+. Tout d'abord, l'hôpital de jour pour troubles alimentaires, l'hospitalisation temps plein et nos consultations ambulatoires ont fermé. Les patients hospitalisés en psychiatrie nécessitant des soins urgents et dont le retour à domicile était impossible ont été transférés dans des services adaptés à leur situation, soit dans notre établissement, soit en psychiatrie publique.

Un suivi téléphonique et par téléconsultation a été mis en place pour soutenir nos patients et poursuivre les soins. Notre équipe de liaison psychiatrique a continué d'intervenir aux urgences et en liaison dans les services de médecine somatique, y compris dans les services Covid : les urgences ont donc été assurées comme à l'habitude.

Dès le départ, à la suite des expériences italienne et du Grand-Est, il nous a été demandé de mettre en place une cellule de soutien aux personnels de l'établissement. Cette équipe multidisciplinaire était composée d'infirmiers, de psychiatres, psychologues, psychomotriciens, diététiciens, musicothérapeutes... Une place importante a également été faite à l'aromathérapie et à la relaxation. Des collègues qui ne travaillent pas habituellement en dehors des heures de bureau se sont proposés pour des horaires de permanence le soir et le week-end. Cette cellule était donc présente sur site sept jours sur sept et avec des horaires très flexibles.

Cette période, je l'ai vécue à distance car, enceinte, j'ai été protégée immédiatement par mes collègues qui m'ont proposé de télétravailler. Ce télétravail, que l'on n'imagine pas forcément dans une profession comme celle de psychiatre, s'est mis en place très vite, facilité par le service informatique et l'administration. La visioconférence est devenue une routine, alors qu'on ne l'avait jamais utilisée avant. La surprise est que ces outils sont plutôt efficaces, et que j'ai eu le sentiment « d'être presque sur le terrain » avec mes collègues.

Comment a été vécue la période d'attente, sans l'arrivée de la « vague » pressentie ?

Les soignants ont été d'abord dans la même stupeur que le reste de la population : du jour au lendemain ou presque, tout a changé. Il a fallu aussi pour les salariés gérer les importants bouleversements professionnels (modifications des équipes, des horaires, des lieux d'interventions, des pathologies accueillies, etc., avec parfois la crainte d'être affecté dans un service sans avoir l'expérience requise) et les bouleversements personnels (garde des enfants, souci des parents âgés).

Les soignants n'étant pas vaccinés contre la peur, les nouvelles d'Italie et de l'Est étaient extrêmement anxiogènes, même de jeunes professionnels pouvaient craindre de tomber malades.

Dans une équipe de psychiatrie travaillant dans un hôpital général, il y a également eu sans doute une sorte de culpabilité à ne pas être ceux qui seraient directement « au front ». Effectivement, à quoi sert en urgence un psychiatre, un psychologue, par rapport à un réanimateur ? Personnellement, alors que je travaille sur les Plans blancs (pour le versant psychiatrie) depuis des années, j'ai ressenti une grande frustration à ne pas être sur le terrain à un moment où, précisément, une situation exceptionnelle se déroulait.

Néanmoins, une fois l'organisation d'urgence mise en place, l'attente a commencé. Il y avait peu de personnes consultant pour troubles psychiatriques aux urgences. Quelques liaisons dans les étages. Peu de demandes à la cellule de soutien, même si l'anxiété était palpable… En somme, une partie de l'équipe de psychiatrie se sentait désœuvrée.

Cette attente, au sein d'une organisation de travail toute nouvelle pour chacun, et où beaucoup se sont investis avec imagination et créativité, ressemblait fortement à celle du *Désert des Tartares* de Dino Buzzati ! Un bizarre mélange de soulagement de passer à côté d'une énorme catastrophe, et de frustration de ne pas avoir pu déployer tout son potentiel…

Tous les jours, nous regardions les chiffres, lisions la bibliographie sur les troubles psychiques et la Covid-19… Et puis, rien. Enfin, pas rien, notre hôpital a bien soigné de nombreux cas de Covid, avec des situations très douloureuses, ce qui a nécessité une mobilisation importante des collègues de psychiatrie, mais le tsunami redouté n'est pas arrivé jusqu'à nous.

Pendant toute cette période, j'ai senti chez mes collègues des interrogations sur leur utilité ou le sens de la mise en place de la cellule de soutien. Personnellement, je pense que l'existence même de ce type de cellule a un effet bénéfique pour une institution, même si elle n'est pas utilisée à hauteur de ce qu'elle peut proposer. C'est surtout l'idée que quelqu'un veille, prend au sérieux ce que vivent les collègues, qui importe. D'ailleurs, cela nous a conduits à nous interroger sur nos liens avec la médecine du travail et donné des pistes de travail pour plus tard.

Quel effet la crise a-t-elle eu sur le service d'urgence psychiatrique ? Sur les patients ?

Pour nos patients habituels, que nous continuions à contacter par téléconsultation, la crise a eu des effets très variés : au début, la plupart ont plutôt montré des ressources insoupçonnées, s'adaptant assez aisément à la situation de confinement. Pour certains, l'inquiétude principale semblait même l'état de santé des soignants ! Il a fallu beaucoup rassurer sur ce point.

Mais la situation évoluant dans le temps, les patients présentant des troubles alimentaires (la majorité de notre patientèle) ont souvent eu une recrudescence des troubles, surtout boulimiques, même chez des patients stabilisés depuis plusieurs mois. L'isolement, l'ennui, l'absence de soins en présentiel sont autant de facteurs favorisant ces troubles.

Les jeunes mères, ayant les enfants à domicile, éventuellement en plus en télétravail, m'ont paru une population particulièrement vulnérable pendant cette période, ainsi que les professions où les recommandations gouvernementales et les conditions de travail variaient parfois du jour au lendemain, rendant impossible toute anticipation.

Aux urgences, après une période de calme, au début du confinement, il nous semble (mais nous n'avons pas encore les statistiques, c'est une estimation !) qu'il y a eu moins de consultations pour idées suicidaires, ou tentatives de suicide. En revanche, en fin de confinement, il y a peut-être eu plus de consultations pour troubles anxieux chez des patients sans antécédents psychiatriques, situation assez rare habituellement. Quant aux patients présentant des maladies graves et chroniques, ils ont sans doute consulté plus tard qu'habituellement, et donc souvent dans des situations qui s'étaient malheureusement aggravées.

Quels sont les avantages et inconvénients du recours à la télémédecine durant cette crise ? Quelle évolution du soin par ce biais peut-on percevoir ? et plus largement dans la crise elle-même ?

Le principal avantage de la télémédecine a été de pouvoir garder un lien avec nos patients durant cette période, de rassurer, de contenir et… tout simplement, de renouveler les ordonnances ! Elle a aussi permis d'avoir un discours pédagogique sur la crise car, parfois, les informations très alarmantes de certains médias étaient reprises sans critique, ou sans mise en contexte.

Néanmoins, je ne suis pas sûre qu'il ait vraiment été possible d'avancer sur les problématiques de fond. Pas à cause de l'outil « télémédecine », mais plutôt de la crise sanitaire : l'environnement n'était pas spécialement propice à un mieux-être psychique ! J'ai beaucoup dit à mes patients : « Faites ce que vous pouvez, ne vous fixez pas des objectifs trop élevés, on verra ça après la pandémie. » Il y avait déjà l'angoisse de la situation sanitaire à gérer, l'isolement, la promiscuité, la peur de l'avenir.

Par contre, en dehors de la crise liée à la Covid-19, beaucoup d'entre nous pensent continuer de manière ponctuelle ces téléconsultations, par exemple pour des étudiants que nous suivons et qui quittent parfois quelques mois la ville pour leurs stages, ou pour un ajustement de traitement entre deux rendez-vous en présentiel. Cette pratique, que nous n'avions presque pas, semble assez pertinente dans un nombre non négligeable de situations : là encore, le maintien du lien serait l'objectif principal, lien dont on sait qu'il est primordial en psychiatrie.

Pour les inconvénients, je dirais paradoxalement qu'ils touchent aussi le lien ! Comment différencier un appel amical d'un appel médical ? Comment créer un espace de consultation sécurisant, fiable, permettant une parole authentique ? Certains de mes patients faisaient la téléconsultation de leur voiture pour ne pas être entendus de leurs proches. D'autres étaient interrompus par les enfants, le postier, un autre appel, ce qui rendait la consultation superficielle, parfois surréaliste. En consultation en vis-à-vis, le patient décide de ce qu'il apporte en entretien. Il peut taire certaines choses, garder une certaine intimité. La téléconsultation nous fait « entrer » chez le patient, au risque d'être intrusif.

Il m'a semblé également beaucoup plus difficile d'évaluer par ces outils (téléconsultation et consultation par téléphone) le degré de gravité des troubles de telle ou telle personne. Je pense qu'il me manquait des éléments : évaluation d'un poids par un rapide coup d'œil, un teint de peau, une démarche, la manière d'être en salle d'attente, une odeur ! La téléconsultation fait tout de même perdre beaucoup et je reste persuadée que rien ne remplace le présentiel.

Quels points méritent désormais une attention accrue que le retour à la normale progressif risquerait de cacher ou de négliger ?

Comme il a été dit dans la presse, le travail de la psychiatrie va réellement commencer maintenant. La situation actuelle, dans cet entre-deux : « déconfinement, mais pas fin », est douloureuse pour beaucoup, car il est très difficile de savoir que faire. Culpabiliser de voir ses parents, leur faire ou pas la bise, mettre ou pas ses enfants à l'école, partir ou pas en vacances, aller ou pas au cinéma : rien n'est simple, rien n'est léger. Avec en plus, la crainte d'une reprise des contaminations. Je redoute encore plus les conséquences psychiques de vagues à répétition…

Il me semble aussi que si les soignants ne sont pas entendus dans leurs revendications, nous irons droit à une catastrophe. Outre les revendications salariales et le manque de moyens, c'est toute l'organisation qu'il faut revoir et/ou protéger selon les lieux.

Pendant le plus grave de la crise, dans les services des hôpitaux, on a vu soit des équipes se souder davantage, les barrières hiérarchiques tombant face à l'adversité et aux peurs ; soit des équipes souvent déjà fragiles se disloquer encore plus, chacun se renvoyant des torts, plus ou moins justifiés.

Il me semble que pour qu'une équipe fonctionne, et fonctionne aussi en temps de crise, pour qu'elle soit « agile », avec de bonnes capacités d'adaptation, il faut sans doute déjà qu'elle ne soit pas trop grande, pour que ses membres se connaissent bien entre eux, du chef de service à la personne chargée du ménage. Il faut également laisser la possibilité de « faire équipe », c'est-à-dire de permettre des temps transitionnels, conviviaux, du type « café du matin », alternant avec les périodes de tension, de challenge.

Il est sans doute aussi crucial que quelqu'un porte un projet d'ensemble, qui ait du sens, et qui n'est pas financier. Dans une vision très entrepreneuriale de l'hôpital, où chaque salarié peut bouger d'un service à l'autre du jour au lendemain, où l'évaluation est financière et non qualitative, l'équipe sera opérationnelle en période habituelle, mais fragile car rigide, n'étant pas en capacité de protéger ses membres d'un épuisement psychique, et certainement incapable de vivre une crise de grande ampleur.

Enfin, le danger de contamination, le risque somatique, ne doit pas faire oublier les autres conséquences de la crise : combien de tentatives de suicide ou de suicides réussis chez ceux qui feront faillite ? Combien de dépressions du post-partum chez les jeunes mères qui auront été isolées et n'auront pas eu l'aide ou le repos nécessaires ? Combien de décrochages scolaires ? De cancers non pris à temps ? De deuils pathologiques de n'avoir pas pu dire au revoir ? De maltraitances intrafamiliales ?

La psychiatrie va avoir du travail… elle en a déjà beaucoup.

III – L'effraction de la maladie

Avec le nombre de décès égrené chaque soir, devant les images des réanimations, face à l'hécatombe dans certains Ehpads, la maladie et la mort ont resurgi dans une société qui ne cesse d'en repousser l'idée. Comment le soin peut-il aider à faire face à l'effraction dans les esprits de cette menace invisible et omniprésente ?

Face à la crise et à l'exil, le soin

par Marie-Caroline Saglio-Yatzimirsky

Les patients exilés reçus dans les consultations cliniques de psychotraumatisme présentent des problématiques complexes, à la fois psychiatriques et psychologiques, mais aussi linguistiques, socioéconomiques, juridiques. Or la pandémie et le confinement mettent en crise chacune de ces problématiques : violences traumatiques qui ressurgissent dans les esprits tourmentés, difficultés de compréhension des messages sanitaires dans un temps où l'information est vitale, crise des situations d'hébergement et extrême précarité, blocage des procédures d'asile et raidissement politique.

Avec la crise sanitaire s'est imposé un double mot d'ordre : « Nous sommes en guerre », « Restez chez vous ». Ces mots ont des résonances particulières pour les personnes en exil, migrants, demandeurs d'asile, réfugiés. Ceux qui connaissent la guerre et les couvre-feux ne s'y trompent pas : il n'y a pas de guerre, il n'y a pas la menace de la mort imminente perpétrée par l'homme fou. Car l'ennemi ici n'est pas un homme tueur. L'ennemi, ici, c'est la pandémie, crainte par tous.

Pourtant, pour ceux d'entre eux qui souffrent des fantômes du trauma, des bourreaux, de la torture ou du viol enkystés dans leur mémoire, la situation ramène la peur et l'angoisse. Elle réveille aussi la face mortifère de la migration car le pays d'asile n'en est plus un : on peut y rencontrer la mort. La proximité du danger et le retour impossible « chez soi » ravivent le sentiment de perte et les vécus d'abandon.

Dans un centre d'hébergement, un homme afghan, parti il y a plus de quatre ans du chaos taliban, dit, en désignant les autres résidents : « Ici, tout le monde a peur. Peur pour les autres restés là-bas. Et les parents : on sait très bien qu'on ne les reverra plus. Si on y pense, on ne peut pas avancer ». Avec la crise sanitaire, la séparation et la perte se matérialisent. L'angoisse se diffuse dans l'espace-temps de la solitude imposée, propageant la violence psychotraumatique, répétitive et envahissante. Un jeune Iranien s'exclame : « Je vais devenir fou, à rester enfermé seul. Je n'ai pas fui jusqu'ici pour retrouver *ça » ; ça*, c'est-à-dire la mort qui rôde et réveille l'angoisse traumatique.

L'exil dans la crise

« Pour vous protéger, restez chez vous ! » Mais où est le « chez soi », pour ceux qui sont en foyer, en centre d'accueil pour demandeurs d'asile ou en hôtel social, confinés à plusieurs dans des chambres minuscules où tout est adversité ? Où est le « chez soi » pour ceux qui sont à la rue ? Une plainte récurrente émerge, de l'ordre de la hantise : « Je ne veux pas mourir loin de chez moi, je ne veux pas mourir *ici.* » Les patients de la consultation de psychotraumatisme disent que la crise de la Covid-19 a rendu l'exil insupportable.

Les exilés se trouvent coincés, matériellement et psychiquement, dans un pays où mourir n'a pas de sens. Les frontières sont fermées et il n'est plus question de retour, même plus question de le rêver. Même plus question ne serait-ce que du retour *post-mortem*, puisque les rapatriements des corps ne sont plus possibles. Alors on redoute la mort plus encore, car la mort est prosaïquement réduite à une affaire de housses et de gants. Où est la mort dans sa dimension sacrée ? La mort et les ancêtres, la mort et les rites, et la communauté pour la porter ? Tout cela est interdit au nom des protocoles sanitaires. Le réel est en crise, les discours également : le discours sanitaire, alarmiste, ne s'accorde pas avec le discours cultuel sur la mort.

C'est une souffrance psychique aiguë, mais d'origine sociale et culturelle, comme la souffrance décrite par Freud dans *Le Malaise de la culture*, qui provient de « la déficience des dispositifs qui règlent les relations des hommes entre eux ». Les dispositifs sanitaires et sociaux ferment le monde commun aux exilés. Le risque, bien mis en avant par les spécialistes de la clinique de la précarité, est la disparition du sujet, la déshabitation de soi-même. D'autant que, dans ce monde du « rester chez soi » et de la « distance sociale », il n'y a plus de témoin : les invisibles sont encore plus invisibles, ils ne sont même plus offerts au regard sur le trottoir d'en face.

J'appelle une patiente bangladaise. J'ai eu du mal à récupérer son numéro, deux semaines sont passées depuis le début du confinement. Elle me dit : « J'ai cru que vous m'aviez oubliée. » Et puis : « En fait, je disparais, plus personne ne sait que j'existe. » J'appelle un patient originaire d'Afrique centrale qui a des symptômes inquiétants, il tousse, il a de la fièvre : « Je sais que ce n'est pas le paludisme car le palu, il n'y en a pas *ici*. Peut-être le coronavirus. Je ne veux pas avoir *ça*, pas *ça ici*, car *ici* je suis seul. » L'angoisse de l'anéantissement le cloue au lit, dans une prostration inquiétante.

La voix du soin

Alors, que reste-t-il, quand il n'y a plus de regard et plus d'interactions sociales ? Dans le *hic et nunc* de la mobilisation sanitaire, il reste la possibilité du soin. Ou plutôt, la nécessité absolue du soin.

Les premiers jours de la pandémie, le contrôle de la circulation et la distance sociale plongent également le clinicien dans la stupeur. Son propre contre-transfert, tissé de ses inquiétudes pour ses proches, rencontre l'angoisse diffuse et perpétuelle de celui qui est en exil.

Chez les soignants, ce qui est mis en jeu par cette crise, c'est la continuité du soin dans toute sa dimension, et pas seulement le traitement médical, mais le *care*, le lien, l'attention. C'est le « soin » autant que le « prendre soin », son corrélat essentiel pour Donald Winnicott. C'est ce *care* qu'il faut absolument mobiliser si nous voulons protéger nos patients, mais aussi nous protéger tous de cette attaque dévastatrice du lien social que représente la crise de la Covid-19. Cet isolement sous contrainte est persécutant et la persécution flambe dans le trauma de l'exil.

Le soin, c'est d'abord continuer à répondre : les patients exilés ont l'impression que ladite société d'accueil ne « répond plus ». Les soignants sont là pour les assurer de la continuité du dispositif, même si la forme change, désormais à distance. Le soin, c'est également contenir : soutenir l'espace-temps étrange du confinement pour qu'il ne devienne pas menaçant.

Le soin ici passe par la voix. La voix est ce qui rend possible la parole. Au bout du fil, la voix peut être chuchotée, éraillée, prudente, traînante ou claire, elle peut dire l'angoisse, le malaise, la peur, la mélancolie, ou au contraire la sérénité, elle est la voix qui traduit l'inconscient au plus intime, le rythme du vivant, dans son grain et sa tonalité. Alors le soin se fait dans et par la voix.

Faire expérience commune

Quelle expérience partagent le clinicien et le patient en temps de pandémie ? Ils font expérience commune. Une expérience dont le sujet est le « sens commun » présent en chaque individu, et non pas la raison et l'esprit scientifique, précise Giorgio Agamben dans *Enfance et Histoire*. Il ajoute que l'expérience trouve son corrélat non pas dans « la connaissance », mais « dans l'autorité, c'est-à-dire dans la parole et le récit ». Quelle expérience sommes-nous en train de vivre à partir de l'épreuve soudaine d'un quotidien à l'arrêt et hanté par la mort ? C'est cette expérience commune que le soin va traduire.

Au téléphone, les patients disent qu'entendre ma voix leur fait « du bien ». C'est la voix du soignant. Les entendre me fait également du bien, me rassure, me repositionne face à la menace diffuse de la pandémie.

Il s'agit pour eux de garder le lien avec le soignant précisément parce qu'il est le tiers, celui qui leur permet de se décentrer des cauchemars, de cette violence que l'exilé ne peut rencontrer seul sans se perdre dans les abîmes du trauma.

Il s'agit de parler avec les patients de ce qui peut les soulager face aux pensées mortifères. Si nous ne sommes pas maîtres de la situation, en revanche, nous savons ce que le corps supporte ou pas, nous savons quelle ressource fait avancer ou pas, quelle écoute, quel autre.

Recréer le cadre de soin, c'est aussi être plusieurs pour ne pas oublier l'histoire. Pour résister à la disparition. C'est réanimer l'acteur. Cet acteur, chez l'exilé, est ce sujet qui a choisi de résister à la violence. Il est rarement convoqué ou considéré par l'administration de l'asile, qui cherche la victime ou le suspect. Cet acteur est celui qui est en lien avec son pays d'origine, par ses affiliations, son histoire, sa culture, sa langue. Celui qui, derrière la Covid-19, se souvient du palu. Celui qui pleure la pandémie autant là-bas qu'ici. Celui qui est porteur d'autres savoirs et pratiques pour combattre la maladie. C'est cet autre qu'il faut écouter ici. L'exilé est le détenteur d'un savoir du réel, un réel débordant de violence. Or ce savoir, difficile à entendre par notre société, peut nous apprendre beaucoup en ces temps de crise.

Monsieur D., suivi pour dépression sévère, est revenu en consultation une semaine après le déconfinement. Il vient de passer les deux derniers mois dans une pièce d'un hôtel avec huit personnes, tous demandeurs d'asile comme lui. Nous avons parlé longuement au téléphone pendant le confinement. Ce jour de consultation, il dit : « Rien n'a bougé », tout est gelé, la procédure d'asile, la situation, « les cauchemars dans la tête ». Je lui dis qu'il a « tenu bon » malgré la pandémie et le confinement, et malgré la méchante vie que lui réserve actuellement son parcours de demandeur d'asile. Il m'explique dans son français de Guinée que mes appels l'ont « moralisé ». Et il m'offre un masque cousu dans du wax : « J'ai eu de l'inquiétude pour vous. » Ce geste de réciprocité est plein d'émotion. Il dit aussi que Monsieur D. va mieux, quelque chose a bougé qui montre qu'il est moins rivé à sa souffrance. Sa disponibilité pour se préoccuper d'un autre en est la preuve.

L'expérience du soin est humanisante, par la réciprocité et la disponibilité qu'elle implique. Force de lien et force de parole, le soin désamorce la crise et déjoue l'exil.

Entre vie et mort : destins de la pandémie

par François Ansermet

Une pandémie, ce n'est pas seulement l'impact d'un virus contre la vie. Une pandémie révèle également toutes les forces de la mort dans la vie, y compris psychiques et politiques. Car il y a une tendance à la mort présente dans la vie. Une tendance secrète, intime, cachée. Freud en a fait une « pulsion de mort », à la base d'une destructivité propre à l'humain, qui s'impose inconsciemment, de façon compulsive[1], jusqu'à se décharger dans des passions destructrices, tant contre soi que contre l'autre.

La pandémie et ses contrecoups réveillent la pulsion de mort et nous mettent face à une alternative,

1. S. Freud, « Au-delà du principe de plaisir » (1920), in *Essais de psychanalyse*, Paris, Payot & Rivages, 2001, chap. 3, p. 63-70.

jusque dans le déconfinement et ses suites : quelle sera la sortie de la pandémie, son destin, vers la vie ou vers la mort ?

Pandémie, confinement et déconfinement

Rudolf Virchow disait à la fin du XIXe siècle qu'une épidémie est un phénomène social avec quelques aspects médicaux. Il faut y ajouter les phénomènes subjectifs. Déjà, l'infection virale préfigure la pulsion de mort par ses mécanismes mêmes : le virus utilise son hôte pour sa reproduction, donc pour sa vie à lui, au prix de la mort de l'hôte qui lui permet de vivre.

Au-delà ses aspects viraux, par les risques en jeu, par l'effroi qu'elle provoque, l'épidémie exacerbe la pulsion de mort. Elle le fait aussi par les mesures qui ont été prises, à travers le confinement, pour lutter pour la vie. On l'a paradoxalement jusque dans le déconfinement. Et même au-delà la pandémie, dans son après-coup.

Avec le confinement, l'isolement collectif aboutit à des solitudes oppressantes, qui peuvent entraîner des souffrances subjectives majeures, comme celles qui ont touché les personnes âgées isolées dans leurs institutions, et qui peuvent s'effondrer avec l'absence de visite ou de contact, jusqu'à se laisser mourir. On a pu mesurer à ce moment-là comment cette solitude extrême démontre la nécessité vitale des relations à l'autre. Chez les enfants, on a vu apparaître d'autres formes de détresse, comme la maltraitance ou les violences domestiques. Mais nous avons également constaté que les jeunes se sont trouvés coupés de ce qui compte en dehors de la famille.

En période de déconfinement, la pulsion de mort s'inclut dans de multiples déclinaisons de l'ambivalence. On la retrouve dans les relations à l'autre, à la société ou aux mesures prises. Elle oscille entre solidarité et hostilité, entre confiance et défiance, entre peur et déni, jusqu'au défi, jusqu'à l'excès narcissique qui brave la mort – « cette immortalité du moi, que la réalité met en brèche[1] ». Un narcissisme de mort qui est un destin particulier de la pulsion de mort.

1. S. Freud, *Pour introduire le narcissisme* (1914), Paris, Puf, 1969, p. 96.

Ambivalence et pulsion de mort

Si le combat contre la pandémie se fait pour la vie, cela n'empêche pas qu'un travail de mort soit en jeu au cœur même de cette lutte : une mort indirecte, silencieuse, invisible, à côté de la force destructrice du virus. Cette force de mort agit par-delà la pandémie, et s'ajoute insidieusement à la mort virale. Il y aurait donc deux morts en jeu dans la pandémie : celle liée au virus, et celle liée à la pulsion de mort, déliée des forces de vie.

Vie et pulsion de mort s'incluent dans l'« ambivalence », un terme que Freud emprunte à Eugen Bleuler[1] et qui traverse différents registres : une ambivalence dans la volonté, vouloir et ne pas vouloir ; une ambivalence intellectuelle, qui conjoint une proposition et son contraire ; une ambivalence affective, entre amour et haine, entrelacés dans l'« hainamoration », comme dit Lacan[2]. L'ambivalence[3],

1. E. Bleuler, « Vortrag über Ambivalenz », *Zentralblatt für psychoanalyse*, 1, 1910, p. 266, cité par J. Laplanche et J.-B. Pontalis, in *Vocabulaire de la psychanalyse*, Paris, Puf, 1967, p. 19-21.

2. J. Lacan, *Le Séminaire*, livre XX, *Encore*, texte établi par J.-A. Miller, Paris, Seuil, 1975, p. 84.

3. D'après le *Dictionnaire culturel de la langue française*, Paris, Le Robert, 2005 : *ambo*, tous les deux ; *valentia*, puissance, valeur.

c'est la coexistence simultanée de forces contraires, de deux éléments non compatibles : ainsi en va-t-il des forces de vie et des forces de mort.

Pour Freud, la pulsion de mort est une force muette : « Tant qu'elle agit intérieurement en tant que pulsion de mort, elle reste muette, elle ne se manifeste à nous qu'au moment où, en tant que pulsion de destruction, elle se tourne vers l'extérieur[1]. » Ainsi, la pulsion de mort est une force de mort silencieuse, inévitablement à l'œuvre contre la vie.

Mais tout cela se fait-il vraiment silencieusement ? De silencieuses, les forces de mort peuvent devenir bruyantes, apparentes, évidentes, ravageantes : devenir des forces de destruction, tant subjectives que sociales. Mais aussi des mouvements sociaux de défi, de revanche, voire de plaintes pénales contre les dispositions mises en place par les gouvernements : des mesures de sécurité ont été considérées comme des atteintes à liberté, leur refus s'associant à un déni de la pandémie, prise comme une pure invention des gouvernements. Dans un retournement paradoxal, les régimes dictatoriaux ont mis

1. S. Freud, *Abrégé de psychanalyse*, Paris, Puf, 1970, p. 9.

en avant la liberté individuelle, là où les régimes démocratiques ont pratiqué la contrainte pour le bien de tous.

Un choix forcé

Quelle que soit la position prise, on bascule du côté des choix forcés. On retrouve les alternatives impossibles : *la bourse ou la vie*, qui oblige au choix d'une vie écornée de la bourse ; *la liberté ou la vie*, qui contraint, tel l'esclave, à une vie écornée de la liberté ; jusqu'à *la liberté ou la mort*, avec la mort qui s'impose, plus que la folie, comme la limite de notre liberté. Pour toute prise de la liberté, un « facteur léthal[1] » entre en perspective.

Il est difficile de résoudre cette opposition, d'autant que les forces de mort et celles de vie sont nouées dès leur origine : d'où le « facteur léthal », qui est présence de la mort dans la vie. Freud considérant la vie extraite de l'inanimé[2], la pulsion de mort serait ainsi une pulsion apparue avec la vie.

1. J. Lacan, *Le Séminaire, livre XI. Les Quatre Concepts fondamentaux de la psychanalyse* (1964), texte établi par J.-A. Miller, Paris, Seuil, 1973, p. 193.
2. S. Freud, *Au-delà du principe de plaisir, op. cit.*, chap. 6, p. 99-123.

Pour Lacan, toute pulsion serait en elle-même fondamentalement pulsion de mort[1].

Alors que de nombreux psychanalystes ont résisté à la notion de pulsion de mort, Freud, lui, a été frappé de la trouver déjà énoncée par Empédocle[2], qui oppose d'un côté l'amour – *philia* –, et de l'autre la haine – *neikos*. Si pour Empédocle il s'agit de deux forces contraires, tout le problème est celui de leur coexistence. Pour Freud : « personne ne peut prévoir sur quel habillage le noyau de vérité contenu dans la doctrine d'Empédocle se présentera à des vues ultérieures[3] ». Les réactions à la pandémie en sont-elles un nouvel habillage ?

L'enjeu est bel et bien de relever le défi du vivant par-delà le risque de la mort, sans se laisser prendre aux pièges de la pulsion de mort, d'un vivant aspiré vers la mort.

Comment lui donner un autre destin ? Comment faire pour que quelque chose de nouveau surgisse au-delà de cette crise sanitaire, sociale, économique ? La démocratie pourra-t-elle reprendre

1. J. Lacan, *Le Séminaire, livre XI*, *op. cit.*, p. 187.
2. S. Freud, *Abrégé de psychanalyse*, *op. cit.*, p. 9.
3. S. Freud, *L'analyse avec fin, l'analyse sans fin*, 1937, in *Résultats, Idées, Problèmes, II*, Paris, Puf, 1985, p. 262.

ses droits, se renouveler, se refonder, et sur quels critères ? Ou au contraire irons-nous vers la répétition du pire ?

Sorties de mort

Une pandémie est toujours à risque de déboucher sur un système totalitaire. Camus montrait déjà dans *L'état de siège*[1] à quel point une épidémie permettait d'installer un régime totalitaire en silence, avec le consentement de tous, sur la base de la peur. La peur nourrit la servitude : une servitude volontaire qui peut s'installer à l'insu de chacun, à l'insu de tous. Une servitude doublée d'une défiance. La peur que l'épidémie nous touche à travers l'autre va avec une peur de l'autre. Une épidémie – une pandémie telle que celle provoquée par le coronavirus – entraîne une épidémie de la peur du virus, une épidémie de la peur de l'autre. Non pas une peur de l'étranger, mais une peur du proche qui peut transmettre la maladie. La défiance envers l'autre devient généralisée.

1. A. Camus, *L'État de siège* (1948), Paris, Gallimard, « Folio théâtre », 1998.

Qu'en sera-t-il des frontières, des liens sociaux, des liens familiaux, de la place des enfants après qu'ils ont été considérés comme des porteurs sains à risque pour leurs aînés ? Qu'en sera-t-il du monde, de l'économie ? Qu'en sera-t-il de l'amour, comme se demandent notamment ceux qui se sont déclarés juste avant de se retrouvés séparés, confinés ? Qu'en sera-t-il de soi, des liens avec ceux dont on s'est séparés, des morts qui pourraient s'ajouter dans des deuxièmes vagues pandémiques ?

Le soin passe encore par une attention aux phénomènes de contrecoup, qui peuvent être plus lourds que ceux qui se sont joués au cœur de la tension la plus extrême. Cela peut être le cas pour les soignants, engagés dans la lutte pour la survie de leurs patients, qui peuvent, lorsque la tension est tombée, être pris par un effet d'inertie, où le poids de ce qu'ils ont vécu leur retombe dessus, avec des malaises, des chutes, des accidents, un effet rebond de la tension qu'ils ont mise en jeu pour accomplir leur tâche de soin.

Cela peut être le cas pour tout un chacun : des réactions d'après-coup peuvent avoir lieu lors de la sortie du confinement, lors de la période du déconfinement et même lorsque la situation sera résolue. Une souffrance pas forcément reconnue, ni acceptée, dans la mesure où elle survient au moment où la pression se relâche. Ce qui était justifié par l'urgence risque dans cette deuxième étape d'être objet de ressentiment. Le contrecoup peut être plus lourd que le coup.

Sorties de vie

Entre Eros et Thanatos, lequel va prendre le dessus ? Une sortie peut-elle se jouer du côté de la vie plutôt que de la mort ? Tel est l'enjeu de la révolte contre le racisme aux Etats-Unis à la suite de l'assassinat de George Floyd, un mouvement vers la vie qui a gagné le monde entier.

Comment échapper aux risques de la pulsion de mort, qui peut toujours faire retour et exercer sa pression, même au moment où la vie reprend le dessus ? Comment transformer en opportunité la crise pandémique ? Dans l'étymologie chinoise, le mot crise se décline dans sa double acception, entre danger et opportunité. Comment redonner sa place à la vie – la vie comme l'ensemble des forces qui résistent à la mort, pour reprendre la conception de Bichat ?

Il y a la mort qui met un terme à la vie, mais il y a aussi la mort qui sous-tend la vie, qui rend la vie vivable. Si on ne la reconnaît pas, si on la rejette, elle peut faire retour dans la vie comme une tendance à la mort. Une tendance à la mort, un appétit de la mort[1], résultant du rejet de la mort : n'est-ce pas aussi cela, la pulsion de mort ? Comme le disait si bien Montaigne, il y a un lien entre la mort et la liberté à prendre en compte par-delà tout opposition entre la liberté ou la mort : « Il est certain que la mort nous attende, attendons-là partout. La préméditation de la mort est préméditation de la liberté[2]. »

L'issue peut ainsi être surprenante : une issue qui puisse faire un usage paradoxal de la pulsion de mort, de son impasse, pour créer du nouveau. Il y a une destructivité de mort mais aussi une destructivité de vie, comme chez l'artiste dans les métamorphoses de sa création d'où émergent de nouvelles formes. C'est aussi le pari du soin : faire reculer la destructivité en la réorientant vers la vie,

1. C'est ainsi que Lacan désigne la pulsion de mort en 1938, voir « Les complexes familiaux dans la formation de l'individu », in *Autres écrits*, Paris, Seuil, 2001, p. 35.

2. Montaigne, *Essais*, livre I, chap. XX, « La préméditation de la mort ».

la transformer en effets de relation, de création dans le lien, qu'Eros et Thanatos puissent enfin se lier dans le sens de la vie.

À chacun une façon de vivre la menace pandémique, à chacun son confinement, et son déconfinement : finalement, à chacun sa responsabilité, sa réponse, à chacun de se saisir de ce qui s'est passé pour trouver sa propre voie pour la mettre également au service de tous, ce qui suppose sans doute d'inventer ce qu'on ne connaît pas.

IV – Politique de l'épidémie

Le soin est aussi politique. Sur le temps long, la santé publique s'est construite dans la lutte contre les épidémies. Pour autant tout le système de santé a été pris par surprise, dans une forme d'impréparation. Il s'est révélé désarmé, du préventif au curatif, de la médecine de ville aux établissements sanitaires, des professionnels de terrain aux Agences Régionales de Santé. Comment une institution comme l'hôpital a-t-elle réagi dans l'épreuve ? Et que doit devenir la santé publique après un tel choc ?

La pandémie, révélateur de l'extension du domaine du tri[1]

par Céline Lefève

La pandémie de la Covid-19 a fait émerger dans le débat public un questionnement éthique sur le tri des patients dans leur accès aux soins et, plus largement, sur la priorisation en santé. Cette émergence a été marquée du sceau de l'émotion, d'une certaine forme de déni et d'un manque de clarté sur les échelles, des lieux et pratiques du tri.

C'est pourquoi il importe d'abord de mieux comprendre le tri (ou triage – les deux termes s'équivalent et le terme français « triage » est celui également utilisé en langue anglaise), qui constitue une opération rationnelle, consubstantielle à la médecine et dont la visée est éthique. Ensuite, il importe de décrire les

1. Une première version de ce texte est parue sous le titre « Extension du domaine du tri » sur le site AOC media le 20 avril 2020.

pratiques effectives de tri, non seulement celles qui se déploient en temps de crise, mais aussi en temps ordinaire dans de multiples champs de la médecine, et qui ne sont pas toujours explicitées comme telles. De sorte que la pandémie actuelle apparaît selon nous comme le révélateur d'une extension du domaine du tri, qui lui est antérieure, et qui devrait nous conduire à interroger collectivement nos choix politiques et éthiques en matière de santé.

*

Pendant la « première vague » de l'épidémie, dans certaines régions françaises, il a été impossible pour les Ehpads[1] de faire admettre des personnes âgées atteintes de la Covid-19 non pas tant dans des services de réanimation mais, plus généralement, dans des services de médecine ou de soins palliatifs. *De facto*, un tri dans l'accès aux soins et à l'accompagnement de la fin de vie s'est effectué à une large échelle et selon un critère général, celui de l'âge[2].

1. Etablissements d'hébergement pour personnes âgées dépendantes.
2. J.-H. Bradol, « Je n'applaudis pas à 20 h », Mediapart, 10 mai 2020, consulté le 19 octobre 2020 : https://blogs.mediapart.fr/jean-herve-bradol/blog/100520/je-n-applaudis-pas-20-heures ; C. Stromboni et S. de Royer,

Le profond malaise éthique produit par l'irruption du tri dans les pratiques, et les discours liés à la pandémie, tient notamment au souvenir des pratiques de sélection et d'extermination qui caractérisent la médecine nazie. Ce malaise tient aussi à l'étonnement que la pratique du tri suscite dans un système de santé censément robuste et préparé, et, enfin, à l'écho qu'elle donne au paradoxe biopolitique, qui selon Didier Fassin, caractérise notre époque. En effet, la protection de la vie biologique et l'égale dignité des vies n'ont jamais fait l'objet d'une promotion éthique et politique si forte, alors que dans nos sociétés se déploie l'inégalité effective des vies[1].

Embarrassés par la charge historique, éthique et émotionnelle de la notion de tri, les messages destinés à maintenir la confiance du public dans le système de soin sont peut-être difficilement compréhensibles. Le message institutionnel, par exemple celui de l'Assistance Publique-Hôpitaux de Paris[2], indique qu'il n'y a pas eu de tri entre les patients et met ainsi en avant le respect du principe

« Coronavirus : le « tri » des patients en Ehpad au cœur des interrogations », *Le Monde*, 10 juillet 2020.

1. D. Fassin, *La vie. Mode d'emploi critique*, Paris, Seuil, 2018.
2. M. Hirsch, *L'Enigme du nénuphar. Face au virus*, Paris, Stock, 2020.

de bienfaisance et du devoir de non-abandon que porte l'hôpital public. Le message médical de nombreux réanimateurs indique, lui, que des pratiques de tri ont bien eu cours, mais selon les critères médicaux tout à fait habituels, en particulier selon le respect du principe de non-malfaisance. En effet, à l'Assistance Publique-Hôpitaux de Paris, grâce à l'extension des capacités de réanimation et aux transferts de patients dans des régions moins touchées, les réanimateurs se sont seulement abstenus de faire subir à des patients âgés et atteints de comorbidités des traitements lourds, inutiles voire délétères et, conformément à la loi[1], leur ont évité l'obstination déraisonnable.

Ambivalents, ces messages ont l'inconvénient d'être peu audibles pour un public profane, entendant, d'un côté, que le système de soin n'exclut personne, traite chacun de manière égale et tient à distance le tabou du tri, et de l'autre, que le tri est une pratique professionnelle ordinaire et maîtrisée. Ils ont en outre l'inconvénient de circonscrire les questions éthiques relatives au tri aux seuls

1. Voir la loi du 22 avril 2005 relative aux droits des malades et à la fin de vie, dite loi Léonetti, et la loi du 2 février 2016 créant de nouveaux droits en faveur des malades et des personnes en fin de vie, dite loi Clayes-Léonetti.

services de réanimation, alors qu'elles concernent aussi d'autres échelles et d'autres terrains médicaux et médico-sociaux. Enfin, ils tendent à réduire ces questions à la définition et à l'application de critères de nature seulement médicale[1], alors qu'il s'agit d'expliciter des critères de nature éthique par excellence et alors que des logiques tant organisationnelles que sociales ne manquent pas d'intervenir dans ces pratiques.

*

De quoi parle-t-on ? Le tri consiste à prioriser des patients individuels (à les faire attendre ou non, à les inclure ou non) dans leur accès à des soins ou à des recherches cliniques, en vue d'utiliser de la manière la plus pertinente, la plus efficace et la plus juste possible des ressources limitées[2]. Le tri constitue donc une pratique éthique : il repose

1. Pour certains, en situation de crise, le recours à des comités éthiques serait, précisément faute de temps et de ressources humaines, difficile à mettre en œuvre et le débat public sur ces questions, faute d'une acculturation suffisante à l'éthique médicale, serait risqué. Voir E. Azoulay, S. Beloucif et M. Le Dorze, « A qui offrir le dernier respirateur ? », in *Esprit*, 2020/10, p. 140-147.

2. Pour une approche synthétique de l'histoire et de l'éthique du tri, voir G. Lachenal, C. Lefève et V.-K. Nguyen, « Le tri, une routine d'exception », *in* G. Lachenal, C. Lefève, V.-K. Nguyen (dir.), *La Médecine du tri.*

sur des réflexions et des décisions qui identifient, hiérarchisent et agencent des critères de priorisation en fonction de principes et de valeurs jugés préférables. Autrement dit, ce que l'on pourrait appeler le travail éthique du tri consiste à articuler et à donner le poids le plus juste à des principes et des critères éthiques qui entrent en tension : en particulier le principe d'égalité (respecter la vie humaine de manière inconditionnelle, traiter les patients de la même manière) et le principe d'utilité (maximiser le bien-être du plus grand nombre, maximiser l'efficacité des interventions en santé, soigner ou sauver le plus grand nombre de patients, préserver le plus d'années de vie possibles[1]).

En temps ordinaire, le tri constitue, dans les sociétés les mieux dotées, le moyen de réguler l'accès à des services de santé rares et/ou coûteux (par exemple l'accès aux services de réanimation, de dialyse, de soins palliatifs, aux organes transplantables,

Histoire, éthique, anthropologie, Paris, Puf, coll. « Cahiers du Centre Georges Canguilhem », 2014, p. 1-25.

1. Sur les principes et valeurs en jeu dans le triage, voir G. R. Winslow, *Triage and Justice*, Berkeley, University of California, 1982 ; J. C. Moskop & K. V. Iserson, « Triage in Medicine, Part. II : Underlying Values and Principles », in *Annals of emergency Medicine*, mars 2007, vol. 49, n° 3, p. 282-287 ; G. Persad, A. Wertheimer & E. J. Emanuel, « Principles for allocation of scarce medical interventions », in *Lancet*, 2009, vol. 373, p. 423-431.

à certains traitements médicamenteux). En situation de guerre, de catastrophe ou de pandémie, lorsque les ressources en personnel, médicaments, lits ou encore dispositifs se raréfient, les questions de justice et d'équité deviennent plus centrales encore, et l'agencement des principes en vigueur en temps ordinaire peut être amené à changer. En temps ordinaire, la priorité dans l'accès aux soins est donnée aux patients les plus grièvement atteints, elle peut alors être donnée, afin d'optimiser les ressources, à ceux qui, bien que moins atteints, tireront le plus de bénéfices des traitements et auront la plus grande probabilité d'être sauvés. Par conséquent, si le tri en situation de crise vient bouleverser, du fait de la raréfaction des ressources, la hiérarchisation des principes et des critères éthiques, il n'est cependant pas d'une nature différente de la priorisation en situation ordinaire. Le tri ne fait que rendre visible ce travail de priorisation puisqu'il peut conduire à des pertes de chance plus lourdes, voire dramatiques.

La difficulté tient au fait que les principes utilitariste et égalitariste ouvrent chacun des questions d'éthique et d'efficacité.

Suivant l'utilitarisme, la priorité peut être donnée aux individus qui ont moins besoin de soin ou, selon un principe d'utilité médicale, à ceux dont les traitements ont les bénéfices les plus probables en termes de durée ou de qualité de vie. Or, les critères de l'utilité médicale et du pronostic désavantagent les patients plus graves et les plus âgés. La question de la maximisation de la durée de vie est également épineuse : une année supplémentaire de vie doit-elle être donnée à une personne âgée ou à une personne jeune au motif qu'elle risque d'avoir une vie plus incomplète ? Faut-il donner quelques années à beaucoup, ou de nombreuses années à quelques-uns ? On peut aussi prioriser les individus que les circonstances rendent indispensables : les professionnels de santé, ceux qui ont une famille à charge, les gouvernants, etc. Mais comment évaluer l'utilité sociale, surtout dans des circonstances changeantes ? Quelles actions retenir : des actes altruistes comme le don d'organes, la participation à des recherches médicales, des faits militaires ? Des mérites passés ou des performances futures ? Faut-il, à l'articulation des critères de l'utilité médicale et de l'utilité sociale, exclure les patients ayant un comportement risquant de diminuer les chances de succès d'un traitement (addiction, emploi précaire, troubles mentaux) ?

Alternativement, si l'on suit l'égalitarisme, le critère du besoin médical est indispensable mais lui aussi insuffisant : difficile à définir, il implique de prendre en compte l'incertitude du pronostic et des bénéfices du traitement, il peut s'avérer inefficace en contribuant à épuiser les ressources. Qui sont les plus mal lotis (*worst off*) ? Les plus gravement atteints, les plus jeunes, ceux qui sont par ailleurs victimes d'inégalités ou de discriminations sociales ? Faut-il appliquer le critère du « premier arrivé, premier servi » ou celui de la sélection par le hasard ? Aucun des deux ne garantit un traitement équitable : la file d'attente est aveugle au fait que seuls peuvent faire la queue les mieux informés et/ou ceux qui n'ont pas à travailler ou à s'occuper de leurs enfants, la loterie est aveugle à l'âge et au pronostic médical. Enfin, prioriser les plus malades peut désavantager ceux qui, encore bien portants, développent néanmoins une maladie grave et auront besoin de ressources à moyen ou long terme.

Aucun principe n'étant suffisant, ni pleinement satisfaisant, le tri repose sur des mixtes, des agencements de critères orientés vers l'utilité et l'égalité. Et, pour éthique que soit la visée de justice du tri, celui-ci risque de mettre à mal le respect de principes éthiques fondateurs de la médecine : les valeurs du colloque singulier (la loyauté du médecin envers son patient et la confiance du patient envers son médecin) ; l'autonomie de la personne malade (qui risque de n'être ni informée, ni consentante) ; l'expertise des professionnels de santé (qui risquent de devoir se conformer à des critères d'assignation des patients) ; l'éthique du soin et de l'accompagnement (les mesures de protection contre la contamination par la Covid-19 l'ont illustré de manière particulièrement douloureuse en isolant les patients et en les séparant de leurs proches dans les moments de l'hospitalisation, du décès et du deuil).

Pour illustrer le travail d'explicitation éthique qui devrait fonder le tri, on peut prendre l'exemple des recommandations formulées par un groupe de réanimateurs[1] en mars 2020 : ils ont pris acte du caractère exceptionnel de la situation, qui risquait de conduire à la saturation des services de réanimation et, partant, ils ont esquissé un cadre éthique aux décisions

1. E. Azoulay, S. Beloucif *et al.*, « Décision d'admission des patients en unités de réanimation et unités de soins critiques dans un contexte d'épidémie à Covid-19 », Agence Régionale de Santé Ile-de-France, 20 mars 2020. Document consulté le 19 octobre 2020 : https://www.iledefrance.ars.sante.fr/system/files/2020-03/010_ARSIdF-CRAPS_2020-03-19_Doctrine_Criteres-admission_Soins-Critiques.pdf

de « priorisations » pour l'accès à ces services. Ces recommandations traduisaient ainsi la primauté de l'exigence de justice en prescrivant de relier, dans la décision médicale, la prise en charge *individuelle* du patient avec la prise en compte de la situation sanitaire *collective*[1]. Le basculement vers la logique utilitariste du tri – impliquant de prioriser les patients qui guériraient s'ils étaient traités sur ceux qui pourraient ne pas guérir même s'ils étaient traités – se traduisait par le fait de placer l'âge, les comorbidités et l'état cognitif des patients (pouvant être traduits par un score de fragilité) au premier rang des critères d'admission, tout en prescrivant, afin de prévenir le risque éthique d'une application *générale* du critère de l'âge, de maintenir une prise en charge *individualisée* de chaque patient, soucieuse de sa singularité clinique antérieure et de son évolution. Enfin, ce cadre éthique se complétait de la référence aux critères de limitation et de retrait de traitement de suppléance vitale dans le cadre du refus de l'obstination déraisonnable. On y lit :

1. *Ibid.* : « [Ces éléments de réflexion] doivent inciter à une décision personnalisée pour chaque individu, être discutés par les médecins de toutes les spécialités impliquées dans la gestion de cette crise, et adaptés localement, au fur et à mesure du temps, en fonction des organisations sanitaires, des ressources matérielles, des ressources humaines et des retours d'expérience des personnels soignants engagés. »

> *Ainsi est-il licite de ne pas admettre un patient en réanimation, dès qu'il s'agit d'une obstination déraisonnable, quand bien même une place serait disponible.*

Pour contrer la mise à mal des principes fondateurs exposés plus haut, ces recommandations affirmaient le nécessaire respect de la volonté du patient (via les directives anticipées, la personne de confiance ou la famille), de l'éthique de l'accompagnement (prise en charge palliative, présence des proches), le maintien de la collégialité des décisions médicales et le refus de tout critère lié à l'utilité sociale. Enfin, devaient être « absolument » pris en compte les besoins de prise en charge des patients nécessitant des soins intensifs non atteints par la Covid-19.

*

Ces recommandations professionnelles, parce qu'elles nomment et articulent les principes éthiques et les critères médicaux du tri, indiquent combien la formulation et la réflexion éthiques sur la priorisation et le tri sont indispensables non seulement pour les professionnels de santé (pour lesquels elles peuvent prendre la forme de retours d'expérience, de formations éthiques, d'aides à la décision via des comités et cellules éthiques), mais aussi pour les citoyens et usagers du système de santé qui doivent demeurer des acteurs de la démocratie sanitaire y compris en temps de crise. Au-delà, se dessinent au moins deux lignes de questionnement qui pourraient contribuer à un programme de recherche faisant utilement collaborer la médecine et les sciences humaines et sociales.

Premièrement, il conviendrait de décrire, notamment à partir de retours d'expériences des professionnels et des usagers du système de santé, les décisions de priorisation et de tri prises durant la pandémie non seulement en réanimation mais sur d'autres « terrains » : dans d'autres services hospitaliers et, plus généralement, relativement à d'autres services de santé, et non seulement entre des patients individuels mais entre des catégories de patients notamment selon leurs pathologies. Cette ligne de recherche interrogerait tant les principes éthiques, par exemple au regard des options prises à l'étranger[1],

1. Voir S. Joebges & N. Biller-Andorno, « Ethics guidelines on Covid-19 triage. An emerging international consensus », in *Critical Care*, 24, 201 (2020), https://doi.org/10.1186/s13054-020-02927-1. Voir aussi J. E Emanuel, G. Persad *et al.*, « Fair Allocation of Scarce Medical Resources in the Time of Covid-19 », in *The New England Journal of Medicine*,

que les contextes et les situations qui ont guidé ces décisions.

On ne peut qu'être frappés et inquiets de la continuité, dans le temps et dans l'espace du soin, du tri lié à la pandémie. Lors de la « première vague », l'activité hospitalière, quasiment réduite dans certaines régions à la prise en charge des patients atteints de la Covid-19, a conduit à leur priorisation massive au détriment des patients atteints d'autres pathologies parfois graves (notamment chroniques) ou, par exemple, en attente de dépistage ou de diagnostic. On peut considérer que, pour certains d'entre eux, « déprogrammer » les soins participe d'une logique du soin visant à les protéger d'une éventuelle contamination. Mais la France peut-elle demeurer pour de longs mois une immense salle d'attente où vont s'allonger encore les délais d'accès à des consultations,

---

march 23, 2020, DOI : 10.1056/NEJMsb2005114. L'article propose six recommandations : 1. la maximisation des bénéfices et du nombre d'années de vie sauvées, induisant la priorisation des plus jeunes ; 2. le respect du critère d'utilité sociale et la priorisation des professionnels de santé de première ligne dans l'allocation de dispositifs de dépistage, de protection, de soins intensifs, de vaccins, etc. ; 3. la préférence pour le hasard et le recours à la loterie sur l'ordre d'arrivée, s'il faut choisir entre deux patients au pronostic similaire ; 4. la nécessité de faire évoluer les critères en fonction de l'évolution de la situation pandémique et de la recherche ; 5. la priorisation des patients participant à des recherches ; 6. l'application des mêmes critères d'allocation de ressources aux patients Covid-19 et non Covid-19.

examens, interventions chirurgicales, hospitalisations, soins d'accompagnement et de support, tous indispensables ? Ces reports ont un impact médical risquant de causer une dégradation de l'état des patients et des pertes de chances, mais aussi un impact psychologique et social en les contraignant à une reconfiguration de leur vécu de la maladie et de leurs pratiques et réseaux de soin. Ils révèlent d'ailleurs le défaut d'implication des associations de malades chroniques et de prise en compte de leurs besoins et de leur expertise dans l'élaboration tant des mesures les concernant que des messages plus généraux de santé publique[1].

Dans un contexte de saturation des services et de pénurie des ressources – en partie lié aux contaminations et à l'épuisement des professionnels de santé –, les questions de priorisation se posent donc à l'échelle individuelle du tri des patients pour leur accès à de nombreux soins hospitaliers en particulier en chirurgie (et non seulement de réanimation) et, par ricochets, dans certains territoires, à des soins non hospitaliers. Elles se posent aussi à des échelles collectives : comment organiser le système de santé de manière à permettre l'accès des personnes âgées et/ou en fin

1. O. Gross, « Les associations de patients, alliées indispensables durant la crise sanitaire », in *The Conversation*, 6 mai 2020.

de vie, vivant à domicile ou dans des Ehpads, à des soins adaptés ? Quelles populations, quelles pathologies (au-delà des cancers), quelles spécialités médicales, quels services hospitaliers devraient faire l'objet d'une « sanctuarisation » – sans remettre en cause l'impératif éthique d'évaluer individuellement chaque patient ? Comment organiser enfin un accès équitable aux soins dans l'ensemble des territoires qui subissent de manière différente l'impact de la pandémie ? Comme le résume la sociologue Sylvie Morel :

> La crise sanitaire pose la question du nécessaire débat confisqué jusqu'à présent à la population sur la légitimité des critères à l'aune desquels aujourd'hui certaines vies valent plus que d'autres, valent d'être sauvées ou non. […] Les personnes âgées ne sont pas les seules à occuper une mauvaise place dans l'ordre social hiérarchique, en témoigne le traitement sanitaire réservé aux personnes migrantes ou encore aux malades psychiatriques[1].

Deuxièmement, il conviendrait de décrire les pratiques de priorisation qui sont à l'œuvre en temps ordinaire. Notre hypothèse est qu'en démultipliant

1. S. Morel, « Chaque pays en fonction de son système de soins choisit ses morts », in *Au cœur de la pandémie du coronavirus*, Hors-série des *Cahiers de l'Espace Éthique de la Région Ile-de-France*, octobre 2020, p. 54-55.

celles-ci, peut-être bientôt à l'échelle du pays tout entier, la crise de la Covid-19 révèle des pratiques antérieures de tri qui d'invisibles deviennent visibles, d'implicites deviennent explicites. Elles constituent *un ordinaire du tri* qui ne peut dire son nom, car il se déploie au quotidien dans divers lieux et spécialités où il est peu ou pas formalisé au plan médical ni éthique, mais où la rareté des ressources conduit à cette « routine d'exception[1] ». Médecins, chercheurs en sciences sociales, historiens, politistes et philosophes ont à étudier le « *continuum* du tri[2] » qui se décline depuis les politiques de santé jusqu'aux décisions médicales individuelles, depuis les situations extraordinaires jusqu'aux pratiques les plus ordinaires du soin quotidien.

Certains ont déjà décrit les pratiques de priorisation en cours ces dernières années dans des services hospitaliers où le tri n'est pas toujours thématisé comme tel, et où s'entrelacent logiques médicales, logiques organisationnelles et inégalités sociales, par

1. Voir G. Lachenal, C. Lefève et V.-K. Nguyen, « Le tri, une routine d'exception », art. cit.

2. F. Leichter-Flack, « De l'état d'exception de l'urgence collective au rationnement invisible des politiques de santé publique. Enjeux d'un « *continuum* du triage », *in* G. Lachenal, C. Lefève et V.-K. Nguyen (dir.), *La Médecine du tri*, *op. cit.*, p. 67-77.

exemple, de manière originale, en chirurgie[1] ou en soins palliatifs[2]. Les équipes médicales s'y voient déjà contraintes de pondérer, de manière plus ou moins explicite et plus ou moins collégiale, les principes éthiques mis en tension par l'écart entre les ressources et les besoins. Elles s'évertuent à combiner les critères médicaux (âge, pathologie, pronostic du patient) et les critères sociaux relatifs au patient (ressources relationnelles, conditions sociales d'existence, environnement sanitaire du patient) en fonction des moyens et de l'organisation de l'hôpital.

Par exemple, Sophie Crozier a mis en regard le nombre de lits limité et le flou des critères d'admission dans la prise en charge aiguë des patients victimes d'accidents vasculaires cérébraux (AVC) dans les unités neuro-vasculaires (UNV). Elle a montré que le triage à l'admission en UNV provient aussi de la rareté des ressources de la filière d'aval, des structures de soins de suite et de réadaptation.

Les questions éthiques que se posent urgentistes et neurologues sont les suivantes : faut-il orienter

1. Voir P. Bizouarn, « Variabilité décisionnelle en chirurgie cardiaque et exclusion des patients âgés ou trop graves », *in* G. Lachenal, C. Lefève et V.-K. Nguyen (dir.), *La Médecine du tri*, *op. cit.*, p. 261-282.

2. R. Thay, *Sélection des patients en unité de soins palliatifs*, thèse de philosophie en cours (Université de Paris).

les patients les plus graves vers l'UNV, en sachant que la persistance d'un handicap important prolongera la durée de séjour, et donc limitera la possibilité d'accepter de nouveaux patients ? Ou faut-il privilégier l'accueil de patients avec des AVC dits « mineurs » pour lesquels une expertise neurovasculaire peut être particulièrement utile pour éviter une récidive ? Ne faut-il accepter sur un « dernier lit » qu'un patient qui pourrait bénéficier d'une thrombolyse (c'est-à-dire réserver la place à un patient qui ne pourrait pas être traité ailleurs) ? Ces choix visent-ils le meilleur bénéfice pour le patient ou pour le plus grand nombre ? Les médecins cherchent-ils l'efficacité maximale au regard de la qualité de la récupération et selon la gravité initiale, ou veulent-ils ne traiter que les malades les moins graves, pour obtenir un succès à coup sûr ? Enfin, les patients âgés ou en situation de précarité ont-ils le même accès aux UNV que les plus jeunes ayant une situation sociale plus favorisée[1] ?

Des travaux en sciences sociales ont montré comment les pratiques de tri sont perméables tant

1. S. Crozier, « Accès aux soins spécialisés des accidents vasculaires cérébraux. Approche éthique du rationnement et du triage », *in* G. Lachenal, C. Lefève et V.-K. Nguyen (dir.), *La Médecine du tri*, *op. cit.*, p. 283-298.

aux contraintes organisationnelles du soin qu'aux inégalités sociales de santé. Il a été montré que, dans les inégalités dans l'accès aux soins hospitaliers à partir des urgences[1] – pourtant censées accueillir toute personne qui s'y présente[2] – entrent en ligne de compte à la fois les disparités sociales entre les patients, l'organisation du travail hospitalier[3] et les logiques de sélection imposées par les services de spécialités d'aval (dont les services de réanimation[4]). L'adressage médical vers l'une ou l'autre filière se fait sur la base du profil sociosanitaire des personnes (âge, type de couverture sanitaire, type de pathologie). En définitive, les décisions de triage peuvent reposer sur des agencements de critères concernant les patients qui sont de nature très diverse et échappent en partie à la conscience des acteurs ainsi qu'à une évaluation éthique : critères médicaux (y compris liés

1. S. Morel, « Chaque pays en fonction de son système de soins choisit ses morts », art. cit.

2. N. Dodier et A. Camus, « L'hospitalité de l'hôpital », in *Communications*, « L'hospitalité », 65, 1997, p. 109-119.

3. N. Belorgey, « Réduire le temps d'attente et de passage aux urgences. Une entreprise de "réforme" d'un service public et ses effets sociaux », in *Actes de la recherche en sciences sociales*, 2011/4 (n° 189), p. 16-33.

4. C. Andréo, « La gestion des flux de malades dans les services de réanimation », in *Sociétés contemporaines*, Presses de Sciences Po, 2004/2, n° 54, p. 99-124.

aussi à la « valeur mobilisatrice » des patients pour les professionnels), socio-médicaux (par exemple, le soutien de la famille ou de l'environnement), sociaux (liés au niveau socioprofessionnel, à l'ethnie, au genre, etc.), mais aussi critères liés aux catégorisations sociales et aux jugements moraux produits par les professionnels de santé[1] (liés aux comportements des patients, à leurs interactions avec les professionnels, à l'observance, etc.).

*

Cependant, l'explicitation des logiques diverses qui fondent les pratiques de tri ne suffira pas. Si l'on s'arrêtait là, la réflexion éthique se bornerait aux causes prochaines du triage. Or peut-elle, sans perdre sa cohérence et sa crédibilité, s'abstenir de remonter aux causes premières ? Ne doit-elle pas enquêter sur les choix de valeurs qui président à nos politiques de santé et, dès lors, y interroger la production de la rareté ?

1. C. Vassy, « "Vraies" et "fausses" urgences : comment trier les usagers ? », *in* G. Cresson (dir.)., *Les Usagers du système de soins,* Rennes, Presses de l'EHESP, « Recherche, santé, social », 2000, p. 193-212, et « Categorisation and micro-rationing: access to care in a french emergency department », *Sociology of Health and Illness,* 2001, n° 23 (5), p. 615-632.

Dans un ouvrage intitulé *Thieves of Virtue*[1], un géographe spécialiste des questions d'éthique médicale, Tom Koch, a inscrit dans l'histoire moderne « l'éthique du canot de sauvetage » (*lifeboat ethics*), qui illustre de manière paroxystique et tragique les questions posées par le triage. Cette « éthique du canot de sauvetage » s'inspire des dilemmes vécus durant les naufrages qui conduisaient à se demander qui il était moral de passer par-dessus bord afin de sauver le maximum de passagers. La métaphore a été transposée à la médecine et à la bioéthique.

Koch remonte aux origines de cette éthique métaphorique et rappelle qu'au milieu du XIXe siècle, pendant la révolution industrielle, la main d'œuvre anglaise et irlandaise était transportée depuis l'Angleterre vers les Etats-Unis sur des navires dont les armateurs choisissaient délibérément les trajets les plus rapides et les plus risqués (parsemés d'icebergs) parce qu'ils étaient les plus rentables, et sans les doter du nombre suffisant de canots de sauvetage, là encore à des fins d'économie. Lors de naufrages comme celui du *William Brown* en 1841, des marins

1. T. Koch, *Thieves of Virtue. When Bioethics stole medicine*, Cambridge, MIT Press, 2012.

(et non des armateurs) ont été condamnés pour avoir jeté certains passagers à l'eau afin de tenir à flot des canots trop pleins. Ce n'est qu'après le naufrage du *Titanic* qu'il a été décidé que les navires commerciaux comporteraient un nombre suffisant de canots de sauvetage pour assurer la sécurité de tous et que la route maritime Nord-Atlantique a été modifiée pendant les mois critiques du printemps.

De là, Koch remarque que la métaphore du canot de sauvetage est transposée à la médecine *à partir de l'argument de la rareté* – ce qui conduit à refermer le problème éthique du triage sur lui-même. C'est ce qui s'est passé au début des années 1960 aux Etats-Unis : avant que le gouvernement fédéral ne décide d'acquérir un nombre suffisant d'appareils de dialyse pour tous les malades du rein, des comités d'éthique avaient pour tâche de sélectionner les patients qui seraient ou non autorisés à y accéder. Koch nous invite donc à extirper le questionnement éthique hors du canot de sauvetage et à interroger le nombre de nos canots disponibles. Et au lieu de penser la rareté comme un fait naturel et immuable, son analyse incite à la voir comme une production fondée sur des choix de valeurs et modifiable selon des choix politiques.

*

Dans le chagrin et sans doute la colère qui accompagneront la sortie de la crise pandémique, l'explication éthique et l'appropriation démocratique des principes qui auront guidé le triage ne seront possibles qu'accompagnées de l'analyse historique et politique de la production de la rareté en santé, puis de la remise à plat des choix de valeurs qui y ont présidé. Mais, dès à présent, il s'agit d'étudier le tri au lieu de l'invisibiliser ou de le dénoncer. Car l'éthique du soin implique de penser et d'inventer un système de santé dans lequel les impératifs collectifs de justice sont démocratiquement débattus, mais aussi dans lequel la personne malade et ses besoins singuliers et globaux repassent au premier plan.

Précarités, dignité et justice à l'épreuve d'une pandémie

par Emmanuel Hirsch
et Anne-Caroline Clause-Verdreau

> « Ils savaient ainsi que la vie dont ils étaient exclus continuait à quelques mètres d'eux, et que les murs de ciment séparaient deux univers plus étrangers l'un à l'autre que s'ils avaient été dans des planètes différentes. »
>
> Albert Camus, *La Peste*

Une crise sanitaire majeure comme celle de la Covid-19 condamne à une double peine les personnes précaires : non seulement elles sont surexposées au risque de contamination mais, de surcroit, les mesures sanitaires peuvent apparaître opposées à leurs intérêts propres lorsque d'autres logiques prévalent sur la prise en compte de leur situation et de leurs droits. Une vigilance éthique et plus encore politique s'impose donc à leur égard. C'est pourquoi, dès le début de la crise sanitaire, l'Espace éthique de la région Île-de-France a souhaité se mobiliser en concertation avec les acteurs de terrain.[1]

Notre propos, ici, est d'identifier certains points de vigilance qu'il conviendrait d'approfondir afin de mettre en œuvre des dispositifs pratiques effectifs, bien différents des résolutions solennelles ou des discours compassionnels.

Une stratégie de santé publique doit être juste à l'égard de tous

Ne laisser personne de côté devrait constituer un impératif de santé publique puisque, face à une menace pandémique, la santé de chacun a des conséquences sur celle de tous.

Si les mesures de confinement et de fermeture des lieux publics avaient, entre autres finalités, celle

1. Pour aller plus loin, voir les travaux réalisés dans le cadre de l'Observatoire « Covid-19, éthique et société », notamment les rapports du groupe de réflexion « Précarités, personnes migrantes et sans-abri » ainsi que les résultats de l'enquête nationale conduite entre le 17 avril et le 4 juin 2020, https://www.espace-ethique.org/ressources/groupe-de-travail/covid-19-precarites

de la protection des plus vulnérables, elles ont néanmoins induit des dommages collatéraux.

Selon le Collectif Les Morts de la Rue, le nombre de morts chez les personnes sans-abri a nettement augmenté pendant la période du confinement. Ces décès ne semblent pas directement imputables à la Covid-19 mais davantage liés aux conséquences des mesures sanitaires, et notamment au confinement.

Des lieux de distribution alimentaire ont été fermés et des personnes ont souffert de dénutrition. A cet égard, les réponses apportées par les services de l'État ont été tardives et insuffisantes. Comme l'affirmait le philosophe Emmanuel Levinas, « laisser un homme sans nourriture est un crime qu'aucune circonstance n'atténue[1] ».

Les acteurs de terrain déplorent que les recommandations sanitaires aient trop souvent été prescrites sans concertation favorisant une évaluation préalable de leur applicabilité. Les impératifs de santé publique ont été bafoués : les personnes précaires se sont trouvées trop souvent dans l'incapacité d'observer les prescriptions en raison de la promiscuité dans laquelle elles vivent. Les personnes hébergées

1. E. Levinas, *Autrement qu'être ou au-delà de l'essence*, Paris, Le Livre de Poche, 1974.

en gymnases ont été vraisemblablement contaminées au sein même de ces lieux de confinement pourtant censés les protéger.[1] Dès lors, afin de limiter la propagation du virus, toutes les personnes précaires doivent pouvoir être logées dans des conditions dignes.

Dans ce contexte de déshérence de la part des instances publiques, le recours au contrôle et à la sanction s'avère sans réelle portée. En Seine-Saint-Denis, la présence policière massive n'a pas empêché une surmortalité inédite puisqu'elle a plus que doublé par rapport à la période de référence[2].

Lorsque l'accès aux droits et aux soins est bafoué

Au moment le plus critique de la première phase de la pandémie, l'enregistrement des demandes

1. T. Roederer *et al.*, « High seroprevalence of SARS-CoV-2 antibodies among people living in precarious situations in Ile de France », octobre 2020, https://www.medrxiv.org/content/10.1101/2020.10.07.20207795v1

2. Entre le 2 mars et le 10 mai 2020, les décès ont augmenté de 110 % en Seine-Saint-Denis par rapport à la moyenne sur la même période et dans le même département entre 2015 et 2019. T. Allard, V. Bayardin, E. Mosny, « L'Île-de-France, région la plus touchée par le surcroît de mortalité pendant le confinement », *Insee analyses Île-de-France*, n° 118, 30 juin 2020.

d'asile n'était plus possible en Île-de-France. L'état d'urgence sanitaire a été invoqué comme prétexte de cette suspension temporaire du droit d'asile[1] alors qu'il s'agit d'un droit constitutionnel. Les personnes arrivant sur le territoire national dans un contexte pour le moins délicat ont ainsi été privées de leurs droits de bénéficier de conditions dignes d'accueil.

En raison de l'allongement des délais de carence pour l'ouverture des droits à l'assurance maladie et des délais pour le traitement des dossiers AME[2], beaucoup d'exilés n'ont pas pu ouvrir ou mettre à jour leurs droits. Certains ont dû payer leurs frais de soins en pleine crise de la Covid-19, voire ont été renvoyés de l'hôpital ne serait-ce que parce qu'ils n'étaient pas considérés comme prioritaires.

Afin d'assurer la continuité des soins, la majorité des structures de soins ont mis en place un système de téléconsultation. Toutefois, les personnes vivant à la rue, même si elles ont des droits ouverts

1. Voir Conseil d'État, Ordonnance du 30 avril 2020, https://www.conseil-etat.fr/ressources/decisions-contentieuses/dernieres-decisions-importantes/conseil-d-etat-30-avril-enregistrement-des-demandes-d-asile-en-ile-de-france
2. Aide Médicale d'État.

à l'assurance maladie, disposent rarement d'un ordinateur pour y accéder.

Par ailleurs, en raison de la forte présence policière pendant le confinement, des personnes en situation irrégulière n'ont pas osé sortir de chez elles de peur d'être contrôlées. Cette situation absurde de personnes craignant davantage les contrôles de police que le coronavirus démontre une fois de plus que la santé est indissociable de l'accès aux droits fondamentaux. Les personnes « sans-papiers » doivent pouvoir accéder à des soins sans avoir à craindre des menaces répressives.

Enfin, une amplification des phénomènes de stigmatisation a été rapportée par certains acteurs. Des personnes sans-abri ayant des pratiques de toxicomanie ont été confrontées à la difficulté d'accéder à la prévention et aux soins : refoulement à l'entrée de certains hôpitaux parisiens, demande de la Préfecture de Police de Paris d'arrêter les distributions de matériels de réduction des risques – notamment Place Stalingrad – ne serait-ce que pour satisfaire à la demande des habitants du quartier.

Les acteurs du secteur social démunis d'un soutien effectif

Le travail de concertation avec les acteurs de terrain mené par l'Espace éthique de la région Île-de-France fait apparaître quatre problèmes qui méritent d'être soulignés.

En premier lieu, en raison du manque de concertation entre les autorités et les structures sociales ou médico-sociales, un hiatus important a souvent été rapporté entre les directives administratives et leur capacité à être transposées sur le terrain. Les acteurs du secteur ont le sentiment que les pouvoirs publics n'ont pas assumé leurs responsabilités : ils leur ont imputé des missions sans pour autant mettre à leur disposition les moyens indispensables. Le secteur a clairement été relégué au second plan des préoccupations des instances publiques, la priorité étant la continuité d'activité du secteur sanitaire et surtout des établissements hospitaliers. Des initiatives doivent être prises pour améliorer la visibilité et la reconnaissance du champ social dans les politiques publiques.

Second point : si, dans un contexte local, la création ou le renforcement de partenariats entre différentes structures a permis une mise en commun des ressources et une coordination des actions, la constitution de réseaux mutualisant les capacités et donc renforçant les initiatives n'est malheureusement pas possible sur l'ensemble du territoire. Les acteurs déplorent un manque de concertation entre les structures sanitaires et les structures médico-sociales ou sociales, susceptible d'aboutir à un défaut de cohérence et de cohésion des mesures sanitaires mises en place.

Cependant, ce point conduit à en aborder un troisième : globalement, les acteurs de terrain disposent de peu de temps pour échanger entre eux et analyser leurs pratiques. Il apparaît absolument nécessaire de mettre à disposition des équipes des espaces de discussion. L'objectif de ces échanges n'est pas seulement d'améliorer les dispositifs existants mais également de pouvoir revenir sur les difficultés rencontrées et de partager les expériences vécues. Ce dernier point est essentiel, surtout dans de telles circonstances, car de nombreux professionnels et bénévoles ont été fragilisés dans leur capacité d'action. Ils évoquent une souffrance liée au manque de moyens pour répondre à une demande qu'ils déplorent n'avoir pas pu assumer comme ils devaient le faire.

Enfin, un manque de concertation est aussi constaté entre les personnes accompagnées et certaines structures collectives d'hébergement. Des responsables d'hôtels sociaux ont ainsi pu fixer des règles de sortie sans que les personnes directement concernées ne soient associées à la réflexion. Ne pas prendre en considération leur parole, *a fortiori* dans les décisions qui les concernent, est ressenti comme une violence et un abus à leur encontre. Dans la même logique, il serait bénéfique de s'attacher à reconnaître les capacités des personnes accompagnées et de ne pas uniquement les considérer sous l'angle de leurs fragilités : « J'essaie de donner un peu de mon temps et d'apporter quelque chose à la société. Généralement, quand on est à l'hôtel, c'est vrai qu'on dépend des autres. Je n'aime pas ce mot de "dépendance". À un moment donné, il faut casser ça, il faut enlever l'étiquette. Il y a des gens à l'hôtel qui ont des talents, qui ont des diplômes, qui veulent aider[1]. »

La gestion d'une crise sanitaire majeure n'est acceptable et efficace que pour autant qu'elle

1. Extrait de l'entretien avec Madame M., mère de famille, hébergée à l'hôtel, *in* « Au cœur de la pandémie du coronavirus. Vivre, décider, anticiper », Hors-Série, *Les Cahiers de l'Espace éthique*, octobre 2020, www.espace-ethique.org

intègre aux arbitrages l'ensemble des composantes de la société. Les instances publiques ont renoncé à solliciter les savoirs expérientiels et les expertises, issues des réalités de terrain, de nature à éclairer leurs décisions. Il aurait été justifié d'étayer cette évocation de circonstances insatisfaisantes dans la gestion démocratique d'une crise sanitaire comme celle que l'on vit actuellement. Pour nous, l'important est de soutenir celles et ceux qui s'engagent au nom de leurs valeurs pour atténuer, autant que faire se peut, les conséquences de la pandémie là où elles menacent plus encore les personnes les plus vulnérables. Il convient de donner à connaître et à reconnaître des principes démocratiques inconditionnels en termes de respect, de dignité, de justice et de solidarité. Les honorer au cœur de la décision publique, c'est permettre à chacun de s'investir en responsabilité dans un engagement auquel il peut contribuer en témoignant de son souci du bien commun.

Refondons la santé publique !

par Didier Sicard

L'irruption soudaine des masques et des solutions hydroalcooliques, l'égrenage quotidien des statistiques de morbidité et mortalité liées à la Covid-19, confèrent à la discipline « santé publique » une entrée en fanfare. Il était temps. Car le malentendu sur la santé publique est profond et grave. Les manques, en France surtout, couvrent tous les domaines de la vie et du soin. La crise les a fait apparaître. Il est temps de la repenser et de la refonder !

Un malentendu et ses effets

Habituellement réduite au nom générique « Santé Publique France », la santé publique est dans l'esprit des citoyens un concept un peu vide, une référence plus institutionnelle que concrète. Au mieux, elle est adossée à la pratique et au calendrier des vaccinations, du contrôle de l'eau et des statistiques de mortalité. Elle n'a pas vocation à s'occuper de notre santé, vouée corps et âme à la médecine dite de soin. La prévention a été effacée au profit de la précaution, nouvel avatar de notre capacité prédictive. Le dépistage tient lieu de protection, avec la confusion qu'on lui accorde en termes de prévention. Car il s'agit non de prévention mais d'un diagnostic précoce fondé sur la biomédecine et l'imagerie. Autrement dit, la médecine de soin délègue à son arsenal technique la responsabilité d'une détection précoce, une sorte d'avant-garde de la maladie, pour prévoir un traitement efficace (mammographie, coloscopie, contrôle biologique, génétique, etc.).

Soudain, la médecine de soin est confrontée à ses limites. Il faut maintenir artificiellement les fonctions vitales en espérant ou en attendant que la nature de la réponse immune permette de guérir, sinon, la médecine ne peut que compter les morts de la Covid-19. Elle tente désespérément de se raccrocher à des médicaments dont aucun ne semble spectaculaire et à scander à grands coups de tohu-bohu médiatique la demande d'un vaccin. Angoissée, la médecine de soin supplie que des mesures de santé publique – masques, éloignement physique, isolement, tests systématiques – soient adoptées, pour ne pas être submergée. La médecine de soin appelle à l'aide la santé publique qu'elle tenait jusqu'ici en piètre estime. Les étudiants en médecine ont peu de considération pour elle et leur choix professionnel se fait plus par résignation que par vocation. La place universitaire de son enseignement est réduite à sa plus simple expression, sans recours aux disciplines socio-anthropologiques. La question de savoir pourquoi les vaccins sont refusés par 35 % des citoyens français n'intéresse pas la santé publique, qui répète simplement comme un mantra sur les réseaux médiatiques : « vaccinez-vous ! »

La discipline est donc sinistrée. L'Ecole de Santé publique de Rennes est une école d'administration hospitalière destinée à la formation surtout économique des futurs directeurs d'hôpitaux, et pas à la santé publique.

L'Inserm limite son territoire au suivi de cohortes de malades au long terme pour déceler des facteurs spécifiques de gravité et de causalité (cohorte Constance). Mais un travail continu en profondeur sur les modifications du comportement n'existe pas. Certes, des campagnes de sensibilisation sur tel ou tel sujet (activités physiques, préservatifs, hygiène alimentaire...) apparaissent périodiquement, sans aucune évaluation, confiées à des communicants plus soucieux de l'originalité du message que de son efficacité. C'est la santé publique comme slogan, et non comme responsabilité collective et individuelle.

Cela conduit à des manques concrets sur les questions les plus graves.

Des manques dans des domaines vitaux

On peut ainsi lister les manques abyssaux dans notre pays pour répondre au concept même de santé publique. Prenons quelques exemples.

La stérilité : elle concerne un grand nombre de jeunes femmes. La médecine y répond par la PMA, alors même que cette stérilité est souvent liée à l'existence d'une MST au premier rang desquelles la gonococcie, qui reste endémique. Les élèves, les étudiants ne reçoivent aucune information claire, répétée, intelligente sur ce sujet. Or, sa prévention aurait une incidence majeure en termes de changements des comportements à risque. Peu à peu, l'enseignement des risques de la conduite sexuelle se limite au sida. Comme cela fait moins peur, la santé publique abandonne le terrain. La liberté de chacun ne doit pas être entravée par des conseils liberticides (préservatifs, vaccination des garçons comme des filles contre le papillomavirus, médicament anti-VIH avant le rapport sexuel à risque, etc.). La médecine scolaire et étudiante est devenue fantomatique.

Autre exemple, les substances addictives. Leur poids économique est gigantesque, au moins autant que leur poids de lobbying. Elles coûtent et rapportent. Elles coûtent par leur contribution majeure à la morbidité et à la mortalité. Elles rapportent par leurs taxes et leur marché parallèle. Mais en termes de santé publique, elles n'existent pas. Elles n'existent que dans la sphère répressive. Or, une santé publique répressive est un oxymore. Un usager de substances addictives n'a que faire des conseils de tempérance. Mais si par hasard, il était désireux de s'en sortir, en particulier pour l'usage de drogues, la crainte de tomber dans le traquenard de la police (plus imaginaire que réel, il est vrai) lui fait fuir les lieux de soin. Or pour lutter contre les addictions, il faut aller vers les personnes, les accueillir, les conseiller, respecter, considérer leur addiction comme une question majeure de santé publique. Certes, il n'y aura pas de miracles, mais au moins une réduction des risques infectieux, tumoraux.

Quand on sait par exemple que près de 20 % des hépatites C, guéries par un traitement à 30 000 euros, rechutent quelques mois après en raison d'une reprise de l'addiction dans l'indifférence générale, on ne peut qu'être désespéré par cette situation d'abandon total de santé publique. La preuve en est apportée par la conférence internationale sur la réduction des risques liés aux substances addictives tenue au ministère de la Santé en 2016 (que j'ai présidée !), organisée par l'Haute Autorité de Santé. Le rapport final, issu d'un Jury où siégeaient police, justice, assistantes sociales, addictologues, sociologues, philosophes… et Michèle Cotta, a conclu unanimement à la nécessité de l'abrogation de la loi de 1970 sur la détention de substances illicites et à la nécessité d'apporter au consommateur des conseils concrets en termes de connaissance et de réduction des risques. Ce rapport a été refusé par Agnès Buzyn, alors présidente de la HAS. Il ne faut pas en effet mettre en question le statu quo, fût-il délétère !

La santé publique attendra, mais elle tirera à vue sur les vapoteurs accusés d'encourager les fumeurs alors que le vapotage étaient fait pour les décourager. On peut comprendre le soulagement des producteurs de tabac !

Continuons l'inventaire. L'hygiène alimentaire responsable de l'obésité est l'une des tragédies contemporaines. Réduire les conseils à « 3 fruits, deux légumes par jour » ou l'inverse est indigne et indigent. Le drame gît dans les propositions publicitaires de producteurs qui savent parfaitement contourner les règles pour mettre en danger les jeunes, attirés par des slogans trompeurs. La santé publique assiste impuissante à cette épidémie de surcharge pondérale, en avouant qu'elle ne « fait pas le poids » dans tous les sens du terme !

Les lombalgies posent une question majeure de santé publique, mais leur prévention est laissée à l'initiative de chacun, des réseaux sociaux en particulier (très souvent victimes de charlatans). Il n'y a aucune politique cohérente de préparation pour répondre à ces plaintes tellement évitables.

La relation au moustique fait partie de la santé publique. Le réchauffement climatique est une certitude, de même que l'effet des changements écologiques sur le comportement des moustiques. Peu à peu, certaines espèces vont transmettre des maladies des pays chauds : dengue, chikungunyia, zika, fièvre jaune peut-être un jour. La réponse n'est pas simplement : la bombe à moustiques ! mais dans la prévention autour des réceptacles d'eau qui, pendant la période larvaire, favorisent l'éclosion des moustiques. Des piscines de plus en plus nombreuses dans les résidences, des terrasses couvertes d'arbres et de fleurs, merveilleuses sur le plan urbanistique, favorisent la reproduction des moustiques pendant la saison sèche et doivent donc être surveillées et couvertes. La santé publique, c'est penser le coup d'avant et non le coup d'après.

Plus généralement, il faut penser la relation aux animaux. C'est devenu un lieu commun de répéter que la grande majorité des maladies émergentes d'origine infectieuse est liée aux animaux et aux insectes.

L'actuelle épidémie de la Covid-19, attribuée de façon quasi certaine à la vente clandestine de chauve-souris et de pangolins vivants, dans des conditions d'hygiène épouvantables, sur le marché de Wuhan (comme dans bien d'autres marchés, mais ici avec une échelle supérieure), en est une illustration tragique. Le rejet d'émonctoires, de selles, d'expectorations, de salive, issues de ces animaux a suscité une sorte d'aérosol viral avec une probable recombinaison des génomes viraux qui ont permis ce saut d'espèces vers l'homme.

La Santé publique française est effectivement concernée indirectement par cette relation spécifique. Mais elle l'est par le transport indigne des bovins, des moutons, des porcs, l'élevage concentrationnaire des poulets et des porcs, qui peuvent être à l'origine d'épidémies fulgurantes, comme on l'a vu en Malaisie avec le virus NIPAH provenant des porcs infectés par les chauves-souris. La maladie de Lyme est liée à la déforestation, puisque les tiques, ne pouvant plus se nourrir sur les rongeurs, piquent les humains. La trichinose est une maladie favorisée par la prolifération des sangliers…

L'humain et l'animal appartiennent à la même chaîne du vivant, il n'y a donc pas une santé publique humaine et une autre animale, mais bien des liens étroits de l'une à l'autre, que la santé publique néglige totalement en France. La raison ?

Ce n'est pas le ressort des mêmes ministères : la Santé pour l'un, l'Agriculture pour l'autre.

La santé publique est encore concernée par l'exposition au soleil (qui n'est pas uniquement du ressort des dermatologues), par l'épidémiologie des contacts de la tuberculose devenue de plus en plus multirésistante (qui ne regarde pas seulement les pneumologues), par les conditions de précarité favorisant les misères du corps, par l'accueil des enfants les plus déshérités (qui n'est pas du ressort des seuls pédiatres), dont le destin se fige dans les premiers mois d'existence, par la surveillance de l'eau, dont la teneur virale est probablement le meilleur moyen de surveillance de l'évolution des épidémies, par les questions liées à la pollution de l'air (qui n'est pas du seul ressort du ministère de l'Environnement), par l'exposition aux toxiques industriels (qui ne relève pas de la seule préoccupation du ministère de l'Industrie), et ainsi de suite.

La santé publique couvre tous les domaines de la vie humaine. Comment a-t-on pu autant la négliger ? On comprend certains obstacles économiques et politiques. Mais il est urgent de les dépasser !

Pour refonder la santé publique

Le principal obstacle est que le marché n'aime pas beaucoup la santé publique.

Elle ne rapporte pas grand-chose et risque plutôt de lui coûter cher par la diminution des cibles de sa finalité centrée sur la thérapeutique. Il ne faut pas s'étonner que, dans une ère devenue marchande, la prévention soit vécue comme un embarras et non comme une richesse.

Il y a pourtant une ressource nouvelle. L'intelligence artificielle dépend des bons algorithmes. Ils sont plus performants pour apporter des réponses oui/non à des questions plus simples dans le champ du soin que dans l'univers complexe de la santé publique. Mais il existe une ressource considérable et inexploitée, constituée par les données de santé issues de l'Assurance maladie. Ces gisements de données permettraient d'établir des stratégies adaptées à des situations sociologiques différentes, de repérer des foyers épidémiques naissants, d'être les sentinelles du désastre sur le front mouvant de nos habitudes.

Certes, mais il est difficile de constituer des start-ups de santé publique dont les financements ne seraient pas attirés par des bénéfices à court terme.

Il est donc temps, et l'occasion, ou plutôt l'urgence qui nous est donnée, est historique.

La santé publique a failli lors de cette crise. Heureusement ! car soudain, les esprits se dessillent. Préparer l'avenir, comprendre la complexité du monde, découvrir l'importance des inégalités sociales dans la gestion des problèmes de santé (pourquoi le « 9-3 » a-t-il connu de telles morbidité et mortalité ?), investir massivement dans le secteur public de la recherche fondamentale en sciences dures et humaines, donner à la prévention sa véritable dimension, intégrer le réchauffement climatique dans les nouvelles stratégies de santé, ne pas compartimenter la santé en autant de ministères d'appropriation jaloux de leurs prérogatives, donner au principe de précaution une once d'intelligence plus que d'incantation, refaire de la santé publique une discipline phare attirant les meilleurs de façon multidisciplinaire comme à Harvard ou à Atlanta…

Oui, on peut rêver : la Covid-19 aura alors été une chance !

V – Un retour du mal ?

Et si l'épidémie de la Covid 19 réactivait les figures du mal et de la morale ? Ainsi, au nom de la protection de la santé, des comportements peuvent être jugés en bien ou en mal. D'autant que vivre la maladie en rappelle l'absurde, le mal et la violence, que vient parfois adoucir le soin.

« Déplorables »

par Todd Meyers
(traduction C. Lefève et M. Dumont)

J'ai terminé à Shangaï, deux semaines avant que les premières annonces d'une épidémie causée par un nouveau coronavirus ne proviennent de la province du Hubei, un séminaire intitulé « Peste », cours qui portait sur l'histoire du contrôle de la maladie. Durant ce séminaire, nous avons lu de nombreux ouvrages, récits d'épidémie et de leurs suites, tirés de sources à la fois classiques et contemporaines – leçons acquises autant qu'oubliées[1]. Le

1. Les lectures du séminaire incluaient P. Baldwin, *Contagion and the State in Europe, 1830-1930*, Londres, Cambridge University Press, 1999 ; J. Stearns, *Infectious Ideas: Contagion in Premodern Islamic and Christian Thought in the Western Mediterranean*, Johns Hopkins University Press, Baltimore, 2011 ; A. Lakoff, *Unprepared: Global Health in a Time of Emergency*, University of California Press, Berkeley, 2017, et C. Caduff, *The Pandemic Perhaps: Dramatic Events in a Public Culture of Danger*, University of California Press, Berkeley, 2015.

récit magistral de la peste à Florence (1630-1633) de Giulia Calvi est devenu le centre inattendu de nos discussions[1]. Durant ces trois années, Florence ne connut pas d'émeutes ni de tueries en masse de potentiels contaminateurs, et conserva des taux de mortalité relativement bas en comparaison d'autres villes. Il y eut entre autres des mesures de quarantaine et d'isolement, des organisations normées et efficaces pour s'occuper des morts. Calvi raconte la peste et son contrôle d'une manière qui n'aurait rien de remarquable si ce n'est qu'elle met en lumière la manière dont le tissu social de la ville allait s'effilocher.

Le compte rendu officiel rédigé par Francesco Rondinelli, bibliothécaire du grand-duc Ferdinand II, fournit de nombreux détails sur l'arrivée de la peste bubonique, sur la manière dont gouvernants et citoyens ont cherché à minimiser et parfois nier son impact, et sur la lente et tardive réponse de la part de la magistrature en charge de la santé publique pour séparer les résidents malades des bien

1. G. Calvi, *Storie di un anno di peste*, Milan, Bompiani, 1984 ; *Histories of a Plague Year: The Social and the Imaginary in Baroque Florence*, traduit par D. Biocca et B. T. Ragan Jr., Berkeley, University of California Press, 1989.

portants. Mais Calvi met en lumière un aspect plus intime et tendu de l'épidémie. Les actes juridiques lui permettent de voir certaines reconfigurations de l'échange social durant l'épidémie, qui sans cela seraient restées cachées – dénonciations personnelles, accusations alimentées par les vieilles jalousies et les rivalités amères, mauvais esprit généralisé et comportements dangereux remplissent les pages des registres des tribunaux. Il devient clair dans le récit de Calvi que la peste florentine n'a pas tant déchiré le tissu social, que rogné des liens déjà fragilisés entre voisins, connaissances et parents. Pour le dire simplement, les divisions entre les gens ont précédé l'épidémie : l'épidémie a rendu ces divisions plus criantes.

Certaines choses changent, d'autres non.

Durant sa campagne présidentielle de 2016, la candidate démocrate Hillary Clinton a déclaré que la moitié de ceux qui soutenaient son rival républicain, Donald J. Trump, n'étaient qu'un « panier de déplorables ». Étant donné ce qu'on sait maintenant du soutien massif de suprémacistes blancs et d'autres groupes haineux à Trump, et de son propre soutien à ceux-ci, il n'est pas difficile d'imaginer, au moins en partie, qui elle désignait. Mais sa sortie a été comprise de manière assez différente à l'époque. Clinton semblait considérer les partisans de Trump comme des personnes si différentes, qu'elles en devenaient incompréhensibles ; leurs valeurs étaient honteuses et même étrangères. Bien sûr, ces « déplorables » allaient au bout du compte offrir la victoire à Trump un peu plus tard cette même année.

Cette déclaration sur les « déplorables » était malheureuse pour de nombreuses raisons, mais Clinton formulait ce que beaucoup ressentaient : une ligne de fracture était apparue dans la culture politique américaine qui empêchait les deux camps de se comprendre. Ils étaient désormais définis non plus par une affiliation politique mais par l'adoption d'une identité opposée à celle des autres. Durant les mois et les semaines conduisant à l'élection présidentielle de novembre 2020, ces divisions sont devenues plus aiguës que jamais. La réponse à la pandémie aux États-Unis a sans surprise suivi les mêmes lignes de fracture politique. Ce qui est surprenant toutefois, c'est de voir à quel point ces divisions s'expriment comme un combat entre réalité et mensonge, enfonçant un coin entre prudence et dénégation.

L'opposition idéologique s'exprime dans le moindre geste. Le simple fait de faire ses courses ou de sortir dans l'espace public propulse en quelque sorte chacun sur la scène d'une sorte de théâtre politique. Toute action est codée. Oserez-vous reposer un fruit que vous découvrez trop mûr ou gâté après l'avoir touché ? Vous tenez-vous à une distance appropriée de l'autre dans l'allée ? Que ferez-vous s'il vous admoneste parce que vous êtes trop près de lui ? Va-t-il s'offenser si vous reculez ? L'autre porte-t-il un masque quand c'est nécessaire ? Oserez-vous lui dire quelque chose si ce n'est pas le cas ? Si vous le faites, va-t-il réagir avec violence ? Votre simple sortie au magasin va-t-elle devenir une vidéo virale ou un reportage de plus des médias locaux sur une nouvelle altercation verbale ou empoignade physique liée à la Covid ? Les comportements sociaux dans l'espace du quotidien sont soudainement lus comme des actes silencieux d'agression ou de solidarité. Ils déclenchent une cascade d'associations au caractère politique évident. Est-il alors préférable de simplement se taire ? Via l'évitement, se protéger soi-même de la manière la plus basique conduit à se protéger des autres. Cette personne est-elle mon allié ou un « déplorable » ? Comment en être sûr ? Et quelles sont les conséquences d'un tel fait ? Pour le dire simplement, les divisions entre les gens ont précédé l'épidémie : l'épidémie a rendu ces divisions plus criantes.

Le récit de la peste bubonique à Florence au XVIIe siècle par Giulia Calvi montre que, quel que soit le degré de corruption du tissu social, vivre, c'est vivre avec les autres, dans le même « panier » que ces déplorables, exposé aux mêmes risques, aux mêmes blessures, dans le partage des conséquences de nos actions. Mais il semble impossible, au moment où les formes de contact et de proximité sont constamment redéfinies[1], que les autres soient si aisément réduits au vocabulaire du déplorable. La réalité de la rencontre des autres *face à face*[2] prend un sens nouveau. Désormais, avec un virus mortel au centre de nos relations sociales, le problème éthique ne suit pas seulement le cours de l'identification ou de la différence entre deux individus : la rencontre engendre une menace plus large qui voyage ensuite le long de séries de contacts avec les proches et les relations mises en branle

1. D. Caron, *The Nearness of Others: Searching for Tact and Contact in the Age of HIV*, Minneapolis, University of Minnesota Press, 2014.

2. NdT : en français dans le texte. E. Levinas, *Totalité et Infini. Essai sur l'extériorité*, La Haye, Martinus Nijhoff, 1961.

par ce seul moment. Le moment du contact entre deux individus se fraie un chemin jusque dans les relations sociales et familiales de manière réelle et dangereuse, au-delà de ce moment, au-delà des deux individus[1].

Face à tant de mépris – d'égoïsme, et d'indifférence pour les plus vulnérables, souvent pour satisfaire le besoin irrépressible d'une bière ou d'une nouvelle coupe de cheveux, ou pour le sentiment de liberté qu'offre le fait de faire ses courses sans masque –, il convient de reconnaître ces divisions et leur ampleur. Les formes de contact ont changé, c'est certain. Ma question est : où cela nous mène-t-il ? Comment vivre au-delà de cette impasse ? Après l'extinction de la peste à Florence, les relations ont-elles été réparées ou réinventées ?

Je me demande aussi quels autres types de réparation ou de réinvention seront nécessaires quand la réalité de ces nouvelles formes de contact aura réellement envahi notre conscience collective. Une chose est certaine : le contact a changé de manière

1. A. David Napier, « Rethinking Vulnerability through Covid-19 », *Anthropology Today*, 2020, 36 (3) : 1-2 ; voir aussi « I Heard it Through the Grapevine: On Herd Immunity and Why it is Important », *Somatosphere*, avril 2020 ; et A. Stavrianakis & L.A. Tessier, « Go Suppress Yourself: A Chronicle », *Somatosphere*, mai 2020.

réelle et tragique, changement dont le sens a encore à se révéler. Jean-Christophe Weber écrit :

> Attardons-nous sur la proximité. Dans la catastrophe, celle du soignant ne saurait rester intellectuelle ou affective. Elle est avant tout physique, elle requiert l'être-là de la présence effective et nécessite même l'engagement du corps au contact du corps malade dans des actes secourables d'importance vitale[1].

Le caractère physique du contact dans le contexte du soin et de l'intervention thérapeutique – son caractère risqué et nécessaire – apparaît de plus en plus éloigné des débats politiques entourant les formes de contact désinvoltes et corrosives qui ont lieu en dehors de l'environnement médical et du soin à domicile. Le contact nécessaire au soin, malgré son évidente réalité vitale – viscérale –, reste étranger aux délibérations idéologiques se déroulant tous les jours dans un ailleurs social. Le contact thérapeutique comme sa perte sont invisibles. Dans son travail récent sur les salles d'hôpital de Californie du Nord où sont soignés et souvent meurent les patients Covid, l'anthropologue Laurence Tessier montre comment la perte

1. Jean-Christophe Weber, « *Noli me tangere* ! Proximité, soin, coronavirus » Voir ici-même, p. 59 *sq*.

et la mort sont pensées à travers la proximité et la distance[1].

Tessier décrit de manière émouvante et sans se dérober le décès des patients Covid et les rôles que les soignants – médecins et infirmières – endossent pour permettre un dialogue au moment de la perte (perte de la personne, perte de la possibilité de contact pour la famille), comment ils aident à tenir les iPads pour que les proches puissent dire au revoir à l'être aimé dans ses derniers moments par FaceTime et d'autres applications. Tessier ne fait pas des hypothèses, elle témoigne depuis le bord du lit d'hôpital. Les scènes sont pleines d'une terrible intimité et d'une terrible distance. Le type de perte que documente Tessier est difficile à saisir complètement – la perte de l'individu est mêlée à la perte de certains aspects de notre commune humanité. Son travail est la recherche la plus significative que j'aie rencontrée en ces temps de Covid, pas seulement parce qu'elle éclaire ce qui est en jeu, mais aussi parce qu'elle montre en des termes empiriques et irrécusables, en étant là, à quel point les nouvelles formes de contact sont devenues perturbantes.

1. L. Tessier, « Covid, la mort en FaceTime », *L'Homme*, n° 234-235, 2020.

Comment comprendrons-nous ce moment de deuil, de perte, et son abstraction, quand la crise s'estompera ? Comment pourrons-nous le réparer ? L'épidémie tire sans qu'on le sache sur les fragiles fils qui nous connectent. Dans les suites du détricotage, je crains notre incapacité à réinventer. J'ai peur que l'incompréhensibilité des autres, facilement réduits à quelques gestes maladroitement clivants, insultants ou blesssants, ne nous rende aveugles aux autres pertes, que nous ne voulons pas voir ou auxquelles nous ne supportons pas de penser. Si le caractère incompréhensible définit ce qui est « déplorable », ces scènes de décès via FaceTime ne sont-elles pas une version de cette terrible et inacceptable incompréhensibilité ?

La confusion des temps va se prolonger et continuer à faire son chemin dans nos échecs à nous comprendre les uns les autres. Mais la fixation sur la personnalisation de la différence idéologique nous rend aveugles à ce qui est déjà perdu et pourrait ne plus jamais être retrouvé.

Le soin face au mal

par Jean-Philippe Pierron

Le mal paraît une catégorie désuète dans le monde du soin, même si la maladie embarque le soignant et le soigné dans une traversée des contrées du malheur. Si la médecine définit son projet comme une lutte contre la maladie, une guerre contre un virus, un être sur le front, c'est que, pour elle, le mal n'est pas ce sur quoi l'on cause mais ce à quoi l'on s'oppose. En nos sociétés et médecines sécularisées, le mal, cette réalité *injustifiable*[1], pour employer le mot de Jean Nabert, a été relégué à des considérations d'un autre temps.

Le modèle biopsychosocial qui a cours dans le soin a divisé les tâches à cette fin. Il a fait disparaître

1. Jean Nabert, *Essai sur le mal*, Paris, Cerf, 1997.

l'idée de mal subi de la maladie au profit de catégories plus opératoires : la douleur, la souffrance, la précarité. Ainsi, sur le plan biologique, la douleur, dans sa factualité, est altération de l'intégrité du corps dans les catégories de la neurologie et de la psychophysique. Sur le plan psychique, la souffrance relève de mécanismes psychologiques d'effondrement ou de défense. Sur le plan social, la précarité exprime cette fragilisation de l'inscription sociale de soi que la maladie engendre. La division sociale de la production du soin, dans une logique de contrôle et de maîtrise, a ainsi dilué l'idée de mal subi, jugée trop métaphysique, trop peu physique.

Pourtant, un virus, à l'origine inquiétante quant aux liens entre humains et nature, qui s'est propagé à l'échelle mondiale en raison de nos modes de vies globalisés, a redonné à la peur du mal une actualité planétaire[1]. Un régime de terreur par peur du contact est né de la sourde menace que dans l'air qui vitalise les corps se tiendrait une substance qui les tétanise. Respirer est devenu dangereux. Le mal est ce qui résiste à nos entreprises, tant spéculatives d'en rendre raison, que pratiques d'en venir

1. L'effondrement contemporain de la « question du mal » mériterait une vaste enquête en histoire de la philosophie.

à bout. Fragilisant notre volonté de tout maîtriser, n'invite-t-il pas à envisager une mutation profonde de notre compréhension du soin ? La pandémie de la Covid-19 a ainsi imposé une triple forme du mal liée à l'inconnaissable, à l'immaîtrisable et à l'insondable présence humaine sur Terre, renouant, parce que nous en avons évacué la prégnance, avec sa figure la plus archaïque : la souillure.

D'une part, ce mal subi nous confronte à notre finitude en tant qu'individu : un mal en nous, sans être par nous, d'un virus à couronne redoutable, échappant à tout régime de causalité répertorié permettant des solutions thérapeutiques.

Ensuite, il y a le mal commis que l'homme fait à l'autre homme lorsque, confronté au tragique des choix des difficiles – « qui sauver quant on ne peut sauver tout le monde ? » –, le soin doit faire le choix, non entre le bien et le mal, mais entre le mal et le pire.

Enfin, le mal commis ou subi que l'humain fait indirectement à l'autre (humain et non humain), dans la sourde catastrophe environnementale, nous confronte à notre finitude en tant qu'espèce, ébranlement ontologique radical des conditions d'une vie humaine sur Terre. Reliant santé et environnement, l'augmentation des zoonoses, agents pathogènes venant d'une autre espèce animale, questionne l'altération de notre écoumène par une surexploitation des ressources.

En bref, mal subi d'un virus, mal commis des choix difficiles, voire des erreurs, mal commis à l'origine des zoonoses, ne manifestent-ils pas le retour d'un impensé inscrit au cœur de notre volonté de tout contrôler ? Là où la production de soin évacue le mal qu'elle réduit à un facteur à gérer, le travail de soin, nourri d'une longue méditation sur le mal, ne nous apprend-il pas au contraire à travailler avec l'incertitude, à faire du soin une sagesse tragique, et à déchiffrer comment le soin de l'homme malade ne peut se penser sans un soin du monde et de la nature ?

La contagion et la symbolique de la souillure

Crainte objective de la contamination par une proximité devenue promiscuité suspecte, et expérience subjective de la peur du porteur de virus ou de la population stigmatisée activent la figure archaïque du mal par contact dans la souillure.

La souillure est corporelle, rendant indistinctes sa dimension physique et sa portée éthique. Cette équivoque d'une influence physique faisant signe vers une indignité morale s'incarne, pendant la pandémie, dans un macabre ballet des corps dans les rues se détournant des corps masqués porteurs d'une inquiétante étrangeté. Des spatialisations du mal désignent des territoires impurs (un rassemblement évangélique dans l'est de la France) ; des politiques de la stigmatisation dénoncent un virus venu de Chine.

> La souillure elle-même est à peine une représentation et celle-ci est noyée dans une peur spécifique qui bouche la réflexion : avec la souillure, nous entrons dans le règne de la terreur[1].

La pandémie de la Covid-19 a réactivé cette symbolique du mal par contact dans la souillure ou la tache, ébranlant alors ce qui fait du soin un soin.

Le mal de la souillure a en effet plusieurs conséquences sur le soin. Tout d'abord, il manifeste un désordre mortifère auquel réplique l'institution sanitaire d'un ordre de la pureté et des séparations

1. Paul Ricœur, *Philosophie de la volonté. Finitude et culpabilité*, Paris, Aubier-Montaigne, 1960, p. 31.

qui la garantissent : gestes barrières, évitement des contacts, mise en quarantaine. Tout soin suppose des rites d'interactions, mais la peur du contact a encouragé leur inflexion vers des rituels de purification et des liturgies de la pureté dont le port du masque et le gel hydro-alcoolique ont été les traductions quotidiennes. Le contrôle du contact risque d'y abîmer le tact.

Ensuite, cette symbolisation altère également les mots du soin[1]. Covid-19 est le nom abstrait d'un mal désaffilié spatialement et culturellement. Depuis 2008, l'OMS définit un virus, non par son origine géographique – Wuhan – mais par sa structure moléculaire – H5N1 – et temporellement (19 pour l'année, année d'un temps moins vécu que connu), écrasant la texture individuante du soin.

Enfin, le mal de la contagion opère une désindividualisation du corps singulier au profit du

1. La désignation Covid-19, donnée de façon identique dans toutes les langues, est une apocope du syntagme en langue anglaise ($CO_{rona}VI_{rus}$ $D_{isease\text{-}}19$). Le nom latin *coronavirus*, signifiant « virus à couronne », est dû à l'apparence qu'ont les virions sous un microscope électronique, avec une frange de grandes projections bulbeuses qui ressemblent à la couronne solaire. Ce nom est donc un mixte entre une catégorie descriptive liée à l'observation (la couronne), une logique explicative lié au symbolisme de la biochimie et de la biostatistique (le 19) et la manifestation de choix normatifs pour que la dénomination ne soit pas une stigmatisation (*disease* sans localisation géographique) et serve une sorte de diplomatie sémantique.

traitement d'une population de corps. Elle s'accompagne d'une montée en généralité, glissant de « ma » maladie, au profit de « notre » gestion de l'épidémie, jusqu'à la pandémie et l'indistinction des corps morts, concentrés de contagiosité, pour cela exclus comme jamais des rituels funéraires. À la dimension privée de la maladie, a fait place la portée publique de la salubrité. Virologues et épidémiologistes prennent le pas sur les cliniciens. L'indistinction qu'encourage ce qui peut souiller voit les personnes disparaître sous les flux et l'indistinction d'une politique des populations imposant une gestion du corps au sein d'une population de corps.

La peur de la souillure, à un moment donné, a ainsi ramené chacun au rang de corps vivant (*zoé*) et non plus d'existant (*bios*), reconduit au niveau de ce que Giorgio Agamben nomme la vie nue. On répond à la terreur de la souillure par une biopolitique pour laquelle la fabrication de la survie doit l'emporter sur la *vie.* Le biopouvoir, celui de l'expertise du biologiste devenu conseiller du prince, fait alors de la santé une catégorie politique écrasant toutes les autres valeurs. Il réalise dans le corps humain la séparation absolue du vivant et de l'existant, au nom de la survie :

> Les hommes se sont tellement habitués à vivre dans un état de crise permanente qu'ils ne semblent pas s'apercevoir que leur vie a été réduite à une condition purement biologique et a perdu non seulement sa dimension politique, mais aussi toute dimension humaine[1].

Toutes les libertés affectives, sociales, politiques peuvent être empêchées ou interdites au nom de la survie.

Lutter contre l'indistinction : la puissance critique et éthico-politique du soin

Si un tel travers guette bien le soin, il est loin d'être certain qu'il se réduise à une fabrique technoscientifique de la vie nue. On ne peut confondre biopolitique et santé publique[2]. La pandémie redécouvre que si l'expérience de la maladie est personnelle, la santé a une dimension publique. Nous en avons besoin pour organiser et instituer les soins dans une justice territoriale, une liberté et la fraternité.

1. Giorgio Agamben, entretien pour le journal *Le Monde*, 26 mars 2020.
2. Voir ici même « Refondons la santé publique », par Didier Sicard.

Afin de ne pas céder à la tentation de la dilution du sujet sous le poids de la souillure, le soin est d'abord un soin de l'espace du soin. Pour cette raison, il ne cesse de travailler à ne pas confondre les distances spatiales, nécessaires pour se prémunir de la contagiosité, avec les distances sociales, qui stigmatisent et incriminent. Là où une biopolitique confond les deux, le soin des espaces de soin redonne à la (juste) distance sa portée préventive et prévenante à la fois, osant l'habiter par le courage en dépit de l'incertitude (des micro-ritualités au chevet du malade ventilé à la constitution d'un « nous » hospitalier par une répartition des malades sur tous les territoires). Le soin, en faisant de l'espace un moyen de l'attention, construit une contre-symbolisation spatiale pour que l'évitement se fasse prévenance dans la manière d'encore soutenir celui ou celle qui se trouve isolé.

De même, contre l'illusion de la virtualisation (télétravail, télé-enseignement, télémédecine) qui veut s'affranchir de l'espace, la pandémie a montré que le travail du soin (*care*) ne se téléporte pas. L'économie réelle repose sur ce travail de soin (logistique, alimentation, soins, entretien, évacuation des ordures, enseignements) réfutant la fiction de l'économie virtuelle dont les cotations boursières osent encore continuer de vanter inconditionnellement les mérites.

Le soin, c'est du corps : le soin passe par des corps qui s'engagent affectivement et effectivement. Il réinvente la possibilité du tact au moment où l'on fait du contact un vecteur de diffusion des virus. Tel est le travail du soin que de parvenir à faire qu'une information (il y a des personnes contacts, et aussi l'absence de contact) devienne un événement et une rencontre.

Le travail du soin ose franchir des barrières prises pour des frontières. En pluralisant les points de vue éthiques (la concertation clinique), il résiste à la tentation du biopouvoir d'étendre son contrôle, non seulement sur les vies mais aussi sur l'organisation des fonctionnements qui prennent soin de la vie. Le *care*, parce qu'il est relation éthique et pas seulement technique, est une résistance à l'emprise biopolitique et à la réduction du soin à une production de la santé par une industrie, en ce qu'il replace dans le tragique de l'action : tenter de discerner ce qui est juste dans une situation.

Enfin, cette pandémie souligne l'importance du soin environnemental, qui consacre l'intersection du vivant humain et non humain, la conscience d'être solidarisé de fait avec les vivants non humains devant se traduire en une solidarité de projet. Une écologisation du soin exige de repenser le concept de milieu, qui est certes biologique mais également, pour les humains symboliques, investi de valeurs, de qualifications.

La pandémie, par sa discussion du paradigme productiviste, nous conduit là aussi à une contre-symbolisation de l'air, métonymie pour dire l'écoumène. Là où la contamination le réduit à un potentiel pathogène, le soin environnemental travaille à repenser l'air comme la première des hospitalités :

> Partons du phénomène le plus commun, le plus trivial du vivant (ou du moins des animaux) : le souffle. Notre relation au monde est d'abord aérienne. [...] Tout espace habitable doit être un espace respirable[1].

L'espace et le temps ne sont plus alors des contraintes techniques mais l'occasion de relations soigneuses, conduisant à élargir ce qu'est un « milieu » en médecine.

Le mal, dans le soin, maintient la possibilité de quelque chose d'effroyable tout en nous

1. Emanuele Coccia, *Métamorphoses*, Paris, Rivages, 2020, p. 194-195.

reconduisant à la découverte d'une dépendance première, d'une relation de dépendance mutuelle originaire soutenante. C'est ce que nous apprend le travail de soin, irréductible à la production du soin à quoi le réduit le néolibéralisme. Le soin, comme clinique de l'incertitude (il y a de l'inconnaissable), sagesse pratique (il y a de l'immaîtrisable) et conscience ombilicale d'être vivant parmi les vivants qui sommeille en chacun de nous (il y a de l'insondable), est le nom de la réplique au mal, tentant de faire humanité et fraternité.

Ouverture – Nous sommes ancrés dans des mondes

Nous sommes ancrés dans des mondes mais, en temps ordinaires, nous l'ignorons. L'arrivée de l'épidémie nous l'a révélé brutalement, comme cela fut cruellement illustré dans les Ehpads. Ainsi notre tâche est de pouvoir recomposer des mondes. Dans cette épreuve c'est aussi sans doute une facette essentielle du soin.

Des mondes qui nous soutiennent

par Nathalie Zaccaï-Reyners

Alors qu'il quitte Vienne à l'approche du second conflit mondial, le phénoménologue Alfred Schütz approfondit ses travaux sur les conditions de notre rapport au monde ordinaire. La crise de l'exil a cruellement aiguisé son regard de sociologue. Tandis qu'il rejoint les États-Unis, son univers familier sombre dans le cauchemar, révélant l'étendue de sa fragilité. Il débarque dans ce nouveau monde dépourvu de toute aisance et doit poursuivre sa vie sur fond de tragédie, tenter malgré tout de s'immerger dans ces façons inhabituelles de faire et de dire, de se lier à autrui, de se nourrir, de se déplacer, d'habiter, de travailler…

À travers ce choc il perçoit et comprend à nouveaux frais l'ensemble des compétences qui sous-tendent la nonchalance ordinaire, celle qu'il partageait encore il y a peu avec ses contemporains. Il s'interroge sur cette étonnante ignorance qui caractérise l'attitude naturelle : ignorance de la complexité des savoirs et des pratiques qui soutiennent nos styles de vie, ignorance de leur caractère construit, lentement et minutieusement élaboré et transmis au travers de générations, ignorance de leur relativité et de la variabilité de leur pertinence sur terre comme au ciel.

Tant que rien ne bouge, tant que tout fonctionne comme à l'accoutumée, le cours des choses nous pousse à croire que demain sera comme aujourd'hui, que nos expédients habituels nous permettront de gérer les difficultés de demain. Au quotidien, ce qui allait de soi hier encore permet de centrer nos énergies sur la réalisation des objectifs qui nous retiennent, quels qu'ils soient, sans se soucier de la reconduction de tout ce qui nous entoure par ailleurs. Frappé du sceau de l'évidence, tout cela semble disponible une fois pour toutes, devoir toujours être là pour nous. Ce faisant, nous sommes enclins à perdre de vue ce qui pourtant nous soutient. Car ce sont finalement des mondes qui nous portent chaque jour et qui garantissent la continuité de notre « conception relativement naturelle », comme la désigne Schütz[1]. Des mondes dont on peut entrevoir les profondeurs et les complexités lorsque surgissent des crises.

Des travaux plus récents rattachés à ce que l'on a appelé l'éthique du *care*[2] s'intéressent aux attentions et aux dispositions qui doivent être apportées à ces arrière-plans touffus afin de permettre à nos vies ordinaires de tenir debout. La reproduction de nos formes de vie réclame la reconduction continuelle de gestes d'aide et de soin. Autant de tâches souvent considérées comme ingrates, qui demandent, si elles doivent être correctement effectuées, la mobilisation de dispositions morales et de ressources psycho-physiques particulièrement éprouvantes. Autant de tâches qui, malgré l'exigence de ces attentes, demeurent largement invisibilisées. On pense en particulier à tout ce qui touche au travail domestique, mais aussi aux professions de l'aide et du soin comme aux relations de service.

1. Voir en particulier A. Schütz, *L'Étranger*, trad. B. Bégout, Paris, Allia, 2003.

2. Voir P. Paperman et S. Laugier (dir.), *Le Souci des autres. Éthique et politique du* care, Paris, EHESS, « Raisons pratiques », 2005 ; P. Molinier, S. Laugier et P. Paperman, *Qu'est-ce que le* care *? Souci des autres, sensibilité, responsabilité*, Paris, Payot, 2009.

À l'occasion de la pandémie de la Covid-19, nombre d'entre nous ont ainsi compris à quel point la continuité de nos modes de vie tient à l'activation de tant de métiers de l'ombre, généralement sous-payés, méprisés, souvent peu qualifiés. Certains ont découvert la nécessaire présence dans leur existence de livreurs, chauffeurs routiers, pompiers, personnels soignants, épiciers, maraîchers, aides ménagères, gardiennes d'enfant... mais aussi grands-parents et autres proches. Autant d'engagements qui demeurent pour la plupart politiquement, socialement et économiquement sous-évalués, voire méprisés, malgré des demandes récurrentes de requalification, de revalorisation, de reconnaissance.

C'est pourtant parce que beaucoup d'autres se soucient et se sont souciés de nous au travers d'innombrables gestes effectués la plupart du temps à notre insu que nous sommes en mesure de concentrer notre attention et nos énergies sur nos propres objectifs, en nous déchargeant sans plus y penser de ces enjeux vitaux pour nous consacrer à nos occupations. Mais les pratiques de *care* encouragent cet oubli qu'elles ont cette particularité de demeurer invisibles tant qu'elles sont correctement accomplies. C'est donc lorsqu'elles sont mises en échec, lorsque l'aide, le soin et la sollicitude viennent à manquer, que l'on prend la mesure de leur place dans nos vies.

Lors de la première phase de l'épidémie de la Covid-19, des pans entiers de ces chaînes d'activité se sont trouvés lourdement fragilisés. Un défaut de continuité qui, dans le dévoilement des arrières maintenus dans l'ombre, fait écho à celui qu'identifie Schütz lors de la crise que connaît l'exilé. Et comme dans le cas de l'étranger pour lequel le monde familier perd son sens, la fragilisation de ces pratiques ébranle notre rapport au monde dans ce qu'il a de plus fondamental. Car bien au-delà du maintien des fonctions vitales, le *care*, invisible s'il est suffisamment bien effectué, se révèle indispensable « pour rendre la vie humaine[1] ».

La situation des lieux d'accueil pour personnes âgées dépendantes telle qu'elle est apparue durant la pandémie met particulièrement à nu l'importance vitale de ces mondes qui nous soutiennent. Les comptes rendus de ce qui s'y déroula durant la

1. P. Paperman, « Eva Feder Kittay. Une éthique de la vie », *in* C. Lefève, J.-C. Mino et N. Zaccaï-Reyners, *Le Soin. Approches contemporaines*, Paris, Puf, 2016, p. 217.

première vague de l'épidémie font penser aux pires des scénarios. Un personnel démuni, dépourvu des outils de protection adéquats et des matériels de soin adaptés, ignorant les procédures et protocoles de circonstances et placé face à des situations inconnues, dont la pénurie et l'absentéisme érodait encore les maigres effectifs tandis que les gestes à effectuer se complexifiaient et se multipliaient à l'envi. Les familles et les proches, les soutenants bénévoles écartés en raison du confinement. Les professionnels extérieurs espaçant, voire annulant leurs visites. Et les résidents contraints de demeurer confinés dans leurs chambres, figés en attendant patiemment la fin dans ce vide sidéral. La plupart d'entre nous ont sans doute pu approcher l'une ou l'autre de ces postures durant le confinement, qui comme soignant ou parent, qui travaillant sur le front ou reclus dans l'attente. Mais dans ces lieux, rendre la vie humaine est déjà une lutte permanente en temps ordinaires. La crise due à l'épidémie a brisé les derniers freins dans de nombreuses résidences, engendrant une importante surmortalité, et cela dans la plupart des pays, quel qu'y soit par ailleurs le niveau de mortalité observé[1].

1. En Belgique, 64 % des décès liés à la première vague de l'épidémie de la Covid-19 ont été constatés dans les maisons de retraite ou « de repos ».

Cette tragédie[1] éclaire probablement à contrario tout ce qui nous tient et que nous perdons si facilement de vue. Il est certes difficile de se prononcer sur les causes exactes de surmortalité chez un public très fragilisé. Mais les premiers constats interpellent. Ainsi, une étude rétrospective menée dans trois Ehpads en Île-de-France conclut : « La mort pourrait ne pas toujours être causée par un syndrome respiratoire aigu sévère mais aussi par une “maladie du confinement[2]” ». Ainsi, une enquête épidémiologique réalisée à partir de dossiers des résidents d'un Ehpad de Clermont-Ferrand sur la période du 2 mars au

---

Les épidémiologistes y dénombrent une surmortalité de 86 % entre mars et juin 2020 par rapport aux mêmes périodes en 2018 et 2019. Ils précisent : « Le lourd tribut des maisons de repos est un phénomène international ; indépendamment même du niveau de mortalité du pays, les maisons de repos se trouvaient souvent dans l'œil du cyclone ». Voir R. Lagasse et P. Deboosere, « Évaluation épidémiologique de l'impact de la Covid-19 en Belgique à la date du 15 juillet 2020. Rapport remis en date du 15 juillet 2020 à la Première ministre, Sophie Wilmès », rapport accessible à partir de la page web de l'École de Santé publique de l'ULB.

1. Le philosophe et juriste B. Frydman va jusqu'à parler de « massacre de masse », d'autres de « crime de masse », sinon de « génocide ». Voir notamment « Enquête dans les maisons de repos : nos aînés sacrifiés », *Moustique*, 9 septembre 2020 ; et les propos de B. Frydman, « Benoit Frydman (ULB) réclame une enquête judiciaire sur la Covid dans les maisons de repos : “Un massacre de masse” », *RTBF. be*, 29 août 2020.

2. P. Tarteret, S Strazzulla, M. Rouyer, G. Bardin, S. Jochmans et S. Diamantis, « Impact du manque de prise en charge médicale sur la mortalité dans les Ehpads durant l'épidémie de Covid-19 : une étude rétrospective », *Médecine et Maladies infectieuses*, vol. 50, 2020, p. S87.

20 avril a constaté une asthénie chez près de 25 % des patients affectés, « avec souvent un syndrome de glissement[1] ». Ce syndrome gériatrique mortel traduit une perte irrémédiable d'appétit pour la vie liée à la rupture des liens qui la soutiennent. Un syndrome proche de ce qui fut observé dans certains orphelinats, caractérisé par une carence affective précoce pouvant mener à la mort psychique et physique, que l'on associe au terme d'« hospitalisme ». L'hospitalisme est causé par des déficiences tant dans la continuité des relations avec les proches que dans l'accompagnement dispensé par l'institution d'accueil. Les psychiatres soulignent en particulier l'incidence de la perturbation des rythmes de séparation et de retrouvailles dans les liens familiaux, mais aussi l'impact de la désorganisation des soins, notamment décrite comme suit : « nombre important d'adultes aux présences intermittentes, ayant en charge un grand nombre d'enfants, rapidité et caractère impersonnel des soins, absence d'échanges, pauvreté et

1. O. Lesens, C. Lahaye, C. Gimbergues Cadet, J. Lair, J Bohatier, E Petrosyan, B. Pereira, A. Calmels, C. Henquell et O. Baud, « Analyse d'une épidémie à SARS-CoV-2 en Ehpad : quels enseignements ? », *ibid.*, p. S88.

inadéquation des équipements ludiques et monotonie du mode de vie[1]. »

Le rapport accablant publié par Médecins sans frontières Belgique, dont les équipes aguerries aux terrains difficiles ont été appelées entre mars et juin 2020 en appui dans plus d'une centaine de maisons de retraite belges, souligne l'abandon dont ont été victimes les personnels de ces établissements comme leurs résidents[2]. Dans ces institutions, les prérequis d'un soin qui préserve la possibilité et le désir de vivre des résidents, mais également et sans doute avant tout la possibilité et le désir de prendre soin d'autrui, c'est-à-dire susceptible de rendre la vie humaine, n'étaient plus assurés. Ils ne tenaient sans doute déjà qu'à un fil, comme le laissent penser de nombreux travaux menés sur les conditions de travail en maison de retraite. La crise engendrée par l'épidémie de la Covid-19 dans ces lieux retirés a d'autant plus souligné et mis en lumière la nécessité vitale de

1. M. David et G. Appell, « Hospitalisme », *in* D. Houzel et M. Emmanuelli-Moggio (dir.), *Dictionnaire de psychopathologie de l'enfant et de l'adolescent*, Paris, Puf, 2000, p. 333.

2. Médecins sans frontières, *Les laissés pour compte de la réponse au Covid-19. Partage d'expériences sur l'intervention de Médecins sans frontières dans les maisons de repos de Belgique*, juillet 2020.

la continuité des liens avec les mondes qui nous soutiennent.

Ces éclairages propices à la réflexion sur le soin requis pour ce qui est invisibilisé en temps ordinaires sont précieux[1]. Mais si l'on en croit Schütz, la tendance sera plus que probablement d'en revenir au plus vite à nos bonnes vieilles œillères. Pour que reprenne la nonchalance qui remblaie au fond des gouffres ces moments d'effrayante lucidité.

(Bruxelles, octobre 2020)

1. « Le virus fut un révélateur de l'état général de nos maisons de repos ». Telle est la conclusion du journaliste Christophe Deborsu au terme de son enquête sur la situation des maisons de retraite en Belgique durant l'épidémie. « Dossiers TABOUS-Homes : 5 000 morts sur ordonnance », *RTL TVI*, 7 octobre 2020.

Les auteurs

François Ansermet, pédopsychiatre, psychanalyste, professeur honoraire à l'Université de Genève et à l'Université de Lausanne

Anne-Caroline Clause-Verdreau, médecin de santé publique, responsable de l'Observatoire de l'Espace éthique Île-de-France

Françoise Davoine, psychanalyste, docteur en sociologie, maîtresse de conférences honoraire à l'Ehess

Marion Hendrickx, psychiatre à l'hôpital Saint-Vincent-de-Paul de Lille

Emmanuel Hirsch, professeur d'éthique médicale à l'Université Paris-Saclay, directeur de l'Espace éthique Île-de-France

Céline Lefève maîtresse de conférences en philosophie, chercheuse à l'UMR-CNRS Sphère, codirectrice de l'Institut interdisciplinaire « La personne en médecine » (Université de Paris)

Donatien Mallet, médecin, professeur associé de soins palliatifs à la faculté de médecine de Tours

Todd Meyers, anthropologue, titulaire de la Marjorie Bronfman Chair in Social Studies in Medicine, Department of Social Studies of Medicine, McGill University, Montréal

Jean-Christophe Mino, médecin spécialiste de santé publique, chercheur à l'Institut Curie et à l'Institut Siel Bleu, enseignant au département d'éthique de la faculté de Médecine de Sorbonne Université

Jean-Philippe Pierron, professeur de philosophie à l'Université de Bourgogne et directeur scientifique de la Chaire Valeurs du soin (Lyon III)

Marie-Caroline Saglio-Yatzimirsky, professeur d'anthropologie à l'Institut national des Langues orientales, psychologue à l'hôpital Avicenne

Didier Sicard, médecin, professeur honoraire à la faculté de médecine de Paris, ancien président du comité consultatif national d'éthique

Jean-Christophe Weber, médecin, professeur à la faculté de Médecine de Strasbourg

Frédéric Worms, professeur de philosophie, directeur adjoint de l'École normale supérieure, Paris

Nathalie Zaccaï-Reyners, chercheuse au Fonds national de la Recherche scientifique belge, professeure de sociologie à l'Université libre de Bruxelles

Table

I – Urgence du soin

II – Le lien du soin

III – L'effraction de la maladic

IV – Politique de l'épidémie

Dans la même collection

Frédéric Worms, *Soin et politique*, 2012

Jean-Christophe Mino, *Soins intensifs. La technique et l'humain*, 2012

Céline Lefève, *Devenir médecin*, 2012

Claire Marin et Nathalie Zaccaï-Reyners, *Souffrance et douleur. Autour de Paul Ricœur*, 2013

Frédéric Bisiaux, *Le soin maternel*, 2013

Anne Guérin,Claudie Cachard, *Manuel pratique et poétique à l'usage des soignants et autres curieux*, 2013

Philippe Barrier, *Le Patient autonome*, 2014

Fabrice Gzil, *La Maladie du temps. Sur la maladie d'Alzheimer*, 2014

Claire Marin, *La maladie, catastrophe intime*, 2014

Claire Marin et Frédéric Worms (dir.), *À quel soin se fier ? Conversations avec Winnicott*, 2015

Martin Dumont, *L'annonce au malade*, 2015

Lazare Benaroyo, Céline Lefève et Frédéric Worms (dir.), *Les classiques du soin*, 2016

Élodie Lemoine et Jean-Philippe Pierron (dir.), *La mort et le soin. Autour de Vladimir Jankélévitch*, 2016

Céline Lefève, Jean-Christophe Mino et Nathalie Zaccaï-Reyners (dir.), *Le soin. Approches contemporaines*, 2016

Jérôme Porée, *Sur la douleur. Quatre études*, 2017

Todd Meyers, *Chroniques de la maladie chronique*, 2017

Jean-Christophe Mino, Jean-Daniel Muller et Jean-Michel Ricard, *Soin du corps, soin de soi*, 2018

François Ansermet, *Prédire l'enfant*, 2019

Claire Marin et Frédéric Worms (dir.), *Naître et renaître*, 2020

Composition et mise en pages
Nord Compo à Villeneuve-d'Ascq

Imprimé en France
par la Nouvelle Imprimerie Laballery
rue Louis Blériot 58500 Clamecy
décembre 2020 - N° 012123

La Nouvelle Imprimerie Laballery est titulaire de la marque Imprim'Vert®